COMO SENTIRSE MEJOR DESPUES DE UN ACCIDENTE

By
Dr. Michael Reiss
Chiropractic Physician

Copyright © 2016 by Dr. Michael Reiss

Triple K Publishing, Inc.

All rights reserved.

No part of this book may be reproduced in any form or by any electronic or mechanical means including information storage and retrieval systems, without permission in writing from the author. The only exception is by a reviewer, who may quote short excerpts in a review.

Printed in the United States of America
First Printing: June 2016

COMO SENTIRSE MEJOR DESPUES DE UN ACCIDENTE

Para Más Informacíon:

www.LasVegasAccidenteDeAuto.com

O Llame Hoy

702-459-8900

Table of Contents

Introduccíon..9

¡Latigazo Cervical! ¿Necesito un Abogado?.............27

Cómo puede lastimarse en un choque de baja velocidad?.30

¿Cómo ayudan los rayos X?................................32

¿Podemos predecir problemas a largo plazo?...............35

¿Qué hacer en caso de un accidente automovilístico?........38

¿Que Causa un Latigazo Cervical?........................40

¿Qué Sucede en un "Latigazo Cervical"?..................42

Síndrome de latigazo cervical 49

¿Qué es el síndrome de latigazo cervical?..................52

Diagnóstico de una lesión por latigazo......................56

La anatomía de un Latigazo................................59

Mas anatomía de un Latigazo..............................62

El Latigazo Cervical y la Debilidad Muscular..............65

El Latigazo Cervical y Las Colisiones Laterales............68

El Término Latigazo......................................71

Latigazo Cervical... ¿De dónde viene el dolor?............74

¿Por qué sucede?...77

Síntomas

Latigazo Cervical– ¿Puede Afectar Mi Memoria?...............82

Como manejar un latigazo cervical..........................85

Las lesiones por latigazo cervical pueden complicarse mucho tiempo después del accidente........................87

¿Puede un Accidente de Tránsito a Baja Velocidad Causar una Lesión Cerebral?..89

Cuáles son las probabilidades de una lesión permanente..91

Principales síntomas y su tratamiento.....................94

Zumbidos en los Oídos....................................96

Latigazo, ¿Qué está pasando en mi cabeza?................99

¿De dónde viene el dolor?...............................102

Mitos

Mitos comunes sobre el Latigazo Cervical..................107

Mitos comunes sobre el Latigazo Cervical - Parte 2.........111

Hechos

10 cosas que deberías saber sobre el latigazo(Parte 1)......115

Hechos Interesantes Sobre el Síndrome del Latigazo........121

Reposo o tratamiento?....................................124

Latigazo Cervical "101" – Parte 1........................127

Latigazo Cervical 101 – Parte 2..............................130

Hechos sobre el Latigazo Cervical................................133

"Datos interesantes" sobre el latigazo cervical...............136

Tratamiento

¿Esto mejorará alguna vez? 140

¿Cómo puedo ayudar en mi recuperación?....................143

Reposo o tratamiento, que es mejor?..............................147

¿Por qué está tardando tanto mi recuperación?...............149

Su Recuperación¿Cuánto Tiempo Toma?.......................152

El tratamiento adecuado es clave para la recuperación....156

Latigazo cervical: ¿Funciona la Quiropráctica?...............158

Lidiando con un latigazo o esguince cervical.................161

Cómo lidiar con una lesión por latigazo........................164

Recuperación de una lesión por latigazo.......................168

¿El único tratamiento eficaz comprobado para latigazo crónico?...171

El Latigazo Cervical y su Manejo Quiropráctico............174

Tratamiento Quiropráctico para el Latigazo Cervical......177

El síndrome de latigazo cervical: Tracción Cervical........180

El latigazo cervical y terapias quiroprácticas................…..182

¿La quiropráctica puede ayudar con mi conmoción cerebral?...184

Cuidados para un Latigazo Cervical...........................187

El poder del pensamiento positivo...........................…..192

Prevención

Cómo evitar un latigazo o esguince cervical...........…..…197

¡Teléfonos Celulares y Otras Distracciones al Conducir...200

Cómo Evitar una Lesión por latigazo......................…..203

Cómo prevenir un latigazo (esguince) cervical............…208

Cómo mejorar sus probabilidades de supervivencia de un Accidente..….…..217

Referencías ....…….........227

INTRODUCCIÓN

Si tuviste un accidente vehicular recientemente y te lesionaste, probablemente estés confundido y preocupado sobre qué hacer ahora. Apuesto que te estás preguntando cosas como está:

"¿Podré reparar mi auto?"
"¿Cubrirán mis gastos médicos?"
"¿Alguna vez mejoraré?"
"¿Me pagarán los días que estoy perdiendo en el trabajo?"
"¿Qué haré si la otra persona no tiene seguro de auto?"
"¿Qué me ofrecerá la aseguradora por mis lesiones?"

Si tú o alguien cercano a tí tiene estas preocupaciones, por favor sigue leyendo esta Guía especial de Salud para las Victimas. Mi nombre es Dr. Michael Reiss, D.C, y por más de 19 años he ayudado a personas lesionadas en accidentes automovilísticos en Las Vegas a obtener un alivio rápido.

El Latigazo Cervical es problema **muy real** que le cuesta miles de millones de dólares a las comunidades entre cuidados médicos y pago de incapacidades.

Los estudios han mostrado recientemente que cerca del 10-20% de la población sufre de dolor de cuello, y los accidentes de auto/traumatismos son parte importante de este tipo de dolor.

Pero probablemente te has preguntado cómo algo tan insignificante como un leve golpe a tu defensa puede ser tan problemático….

Tal vez tu médico te dijo, "espera un par de semanas" … "estarás bien".

Pero no estás bien.

Te duele el cuello cuando trabajas en la computadora o cuando el perro tira muy fuerte de la correa... Puede que se te dificulte dormir y te la pasas dando vueltas en la cama, o te mareas con regularidad... O quizá ahora siempre te sientes cansado cuando solías estar lleno de energía y vitalidad.

Tal vez hayas notado como tu cuello se mueve diferente desde el accidente. Mirar sobre tu hombro quizá no es tan fácil como antes.

¿Todo esto suena familiar?

Es bastante sorprendente examinar las investigaciones sobre el latigazo cervical y su impacto global-todo el cuerpo es afectado. Probablemente no pensabas que el dolor de cabeza o la fatiga eran parte del latigazo, pero lo son.

Tu Defensa No Cuenta la Historia Completa...

No puedes ver la abolladura en la defensa y con ello concluir que no hubo lesiones en el cuello.

Por ejemplo, hay una razón por la que se conocen como defensas de 5mph-están diseñadas para no dañarse en colisiones de muy baja velocidad.

Eso es bueno para la defensa, ¡pero no necesariamente para tu cuello!

Lo que han descubierto los investigadores es que cuando una colisión tiene la fuerza suficiente, ocasiona que el vehículo se deforme y en ello, absorba energía.

Las colisiones a baja velocidad no suelen causar que las zonas de deformación cedan.

Si tienes una defensa rígida y fija (presente en muchos autos y camionetas antiguas) que no se deforma, la lesión por latigazo puede ser incluso más severa.

Por estas razones, puedes lastimarte más en un accidente a menos de 20 mph que en uno por encima de esa velocidad.

Existe, por supuesto, un limite para este efecto. Las colisiones a muy alta velocidad (a más de 40 mph) causarán a menudo severas lesiones a los pasajeros, aun cuando las zonas de deformación absorben parte de la energía del impacto.

Puede que hayas escuchado a alguien escéptico sobre tu esguince cervical.

Tal vez pensaron que era un engaño o estabas tratando de hacer dinero fácil.

¿De dónde viene esta percepción?

Probablemente de las aseguradoras, las cuales pueden tener un motivo económico para despreciar la seriedad de las lesiones por latigazo.

Algunos médicos son simplemente ignorantes de las lesiones por latigazo, hacen exámenes superficiales de la columna, u ofrecen tratamientos que tienen poca o nula evidencia científica que los respalden.

Pero, ¿realmente existe tal cosa como el "latigazo cervical"?

La ciencia dice "¡SÍ!"

El Latigazo Cervical-una lesión del tejido blando en el cuello-también es llamado esguince cervical.

Se caracteriza por un conjunto de síntomas que ocurren después de recibir algún daño en el cuello, usualmente debido a una extensión y flexión repentina.

Este trastorno ocurre comúnmente como resultado de un accidente automovilístico y puede incluir lesiones a las articulaciones de la columna, a los discos y ligamentos, a los músculos cervicales, y a las raíces nerviosas.

Síntomas como el dolor de cuello pueden presentarse justo después de la lesión o tardar varios días. ...Especialmente los días 3, 4 y 5 después del accidente.

Además de dolor de cuello, otros síntomas pueden incluir:

• Rigidez del Cuello

• Lesiones A Los Músculos Y Ligamentos (Lesiones Miofasciales),

• Dolores de cabeza

- Mareos

- Sensaciones Anormales Como Ardor o Picazón (Parestesias)

- Dolor de Hombros

- Dolor de Espalda

Además de lo anterior, puedes experimentar trastornos cognitivos, somáticos o psicológicos como...

- Pérdida de Memoria

- Falta de Concentración

- Nerviosismo/Irritabilidad

- Alteración del Sueño

- Fatiga o Depresión.

Pero, ¿Por Qué Puede Ser Tan Devastador el Latigazo Cervical?...

Tu cuello y cabeza simplemente no están diseñados para ser acelerados tres veces la fuerza de gravedad... O para entrar en contacto con una bolsa de aire desplegada a 190 mph.

Cuando estas lesiones se producen, los musculos y ligamentos del cuello no pueden resistir esa fuerza, lo que ocasiona que se desgarre el tejido. Esto prepara el escenario para la degeneración/osteoartritis años después.

El principio básico de un latigazo cervical, es que todo lo que no haga que tu auto acelere igual de rápido cuando es golpeado, hará la lesión menos dañina para tu cuello.

Si tu auto es pequeño, acelerará mucho más rápido que un vehículo más grande.

Si te golpean en una superficie de baja fricción como pavimento mojado, o hielo, el auto acelerará a gran velocidad... Y algunas de las peores lesiones ocurren cuando el vehiculo está ligeramente en movimiento y es golpeado, porque es más fácil que el vehiculo se mueva y no que se detenga.

Las mujeres tienden a lesionarse en mayor grado durante un latigazo, porque generalmente tienen menor desarrollo muscular del cuello. Su proporción tamaño cabeza, tamaño cuello es mucho mayor que la de los hombres. Hay una muy buena razón por la que los jugadores profesionales de fútbol americano tienen esos cuellos gigantescos.

Los Cuatro Mitos Peligrosos del Latigazo Cervical:

Mito #1: Daño al Vehiculo = Lesión de los Pasajeros

Puede parecer sentido común que, si un auto es destrozado en un choque, el cuello se lastimará severamente, y que si, por el contrario, es un golpe ligero, entonces el cuello resultará ileso. Algunas colisiones de baja velocidad pueden ser incluso más perjudiciales que accidentes de alta velocidad, dentro de ciertos limites. El tipo de cosas que pueden ser más importantes es si se gira la cabeza, o el tamaño del vehículo que te golpea.

Antes del accidente, ¿el auto estaba en movimiento? O ¿detenido?, ¿cómo estaba posicionado el reposacabezas? Otros factores incluyen ser golpeado por detrás en comparación con un impacto frontal.

Las investigaciones muestran que las personas no resultan tan gravemente heridas por impactos frontales. Podría ser por la bolsa de aire, anticipar la colisión y apretar, o la barbilla golpeando el pecho. Si se considera que todos los demás factores son iguales, una colisión lateral o trasera es peor que una frontal.

Las bolsas de aire han salvados muchísimas vidas en las colisiones frontales. Desafortunadamente, la bolsa de aire no te protege mucho en caso de impactos laterales o traseros. Los cinturones de seguridad también salvan vidas al mantener a los pasajeros dentro del vehículo. Aunque salvan vidas, tienden a empeorar el latigazo en colisiones de baja velocidad donde el torso está más restringido en relación con la cabeza y el cuello.

Incluso los asientos del auto pueden ser un factor en qué tanto te lastimas. Los vehiculos con asientos suaves y gruesos causarán que la cabeza se sacuda más que los pasajeros en asientos delgados y firmes. Si el reposacabezas se colocó muy abajo, actuará como un punto de apoyo y hará la lesión de cuello mucho peor. Es por eso que tu reposacabezas siempre debe estar posicionado en el nivel más alto, y apenas tocando la parte trasera de la cabeza.

Mito #2: Sin Dolor = Sin lesión
No me duele nada, así que estoy bien. La mayoría de las personas que están en un accidente se sentirán nerviosas y sacudidas. En las colisiones de baja velocidad es extraño que las victimas sientan dolor justo después del accidente. Usualmente los síntomas se desarrollan después de ciertos días, y no es poco común que tarde hasta 2 semanas después del accidente en aparecer el dolor. Por el contrario, el dolor inmediato es señal de que has sufrido un daño y desgarre substanciales.

Otra cuestión a considerar, es que puedes no presentar dolor de cuello aun si tienes la columna lastimada. Sin embargo, la columna de estos pacientes suele estar sensible al tacto, incluso si no hay síntomas externos. Menos del 20% de los nervios que pasan a través de paquetes entre tus vértebras transportan señales de dolor. Eso significa que es importante examinar en busqueda de algo más que dolor, como funciones neurologicas y musculares. Un médico necesita palpar cuidadosamente los tejidos del cuello, revisar el rango de movimiento, y examinar la flexibilidad de las articulaciones vertebrales individualmente. Con este examen completo, podrás saber si estás lesionado.

<u>Mito #3</u>: Los Niños No Pueden Tener Lesiones Por Latigazo
Los niños no se lastiman durante un latigazo. Tal vez pensaste que el pequeño Johnny no se había lastimado en el asiento del coche, o ya que los niños se golpean con todo mientras juegan, no era posible que se lastimara, lo cual no podría estar más alejado de la verdad. Los bebés y niños pequeños tienen columnas poco desarrolladas con mucha menor fuerza muscular, lo que disminuye su capacidad de resistir las fuerzas. También debes considerar el tamaño de la cabeza en relación con el tamaño del cuello. Esa diferencia es mayor en niños pequeños.

Cuando los infantes se lesionan pueden mostrar cambios de comportamiento como irritabilidad y alteración de los patrones del sueño y dificultad al lactar.

<u>Mito #4</u>: Los Rayos X Siempre Muestran El Latigazo Cervical

Si has tenido un esguince cervical severo, es posible que hayas ido a la sala de urgencias y que te hayan tomado rayos X. Si eres como la mayoría de los pacientes, se determinó que tus rayos X eran normales. El problema es que los rayos X que te realizaron, probablemente tomados en una sola posición, no muestran lesiones del tejido blando como ligamentos o músculos,

a menos que el daño sea muy significativo. Solo a través de rayos X de movimiento, puedes ver cómo se están movimiento las articulaciones del cuello. Ya que la lesión es un esguince de ligamentos, y en los rayos X sólo aparecen huesos-no muestran el panorama completo.

Desafortunadamente para algunas víctimas de Latigazo, el trauma en el cuello los llevará a desarrollar artritis en la columna.

No hay que exagerar demasiado, pero estar conscientes es útil.

Cuando las personas escuchan la palabra artritis piensan en artritis reumatoide y articulaciones inmovilizadas.

De lo que se habla aquí, es de osteoartritis, o enfermedad articular degenerativa.

La osteoartritis es una de las enfermedades más comunes, de hecho, está más presente en personas mayores de 55 años que cualquier otro trastorno de salud.

Miles de millones de dolares se gastan cada año en tratamientos farmaceuticos que, en realidad, no hacen nada para prevenir la degeneración de las articulaciones.

De hecho, los cientificos sugieren que las lesiones no sanan correctamente cuando los pacientes toman AINEs como el ibuprofeno.

Esto es además de los raros efectos secundarios conocidos como sangrado del estomago y problemas renales y/o del hígado.

La artritis ocurre en las articulaciones de la columna que tienen daño en los ligamentos y discos. Conforme avanza la degeneración, la movilidad de las vertebras se ve alterada. Los ligamentos estirados permitirán movimiento excesivo y después de una lesión, se desarrolla un tejido cicatricial. A l largo de meses y años, el tejido cicatrical se contrae y el tamaño del disco disminuye. Esto hará que la movilidad del cuello sea anormalmente baja (muy rígido). Este tejido cicatrical además no es tan elástico como el tejido sano. Las personas, que padecen artritis o algún tipo de degeneración al momento del impacto, sufrirán latigazos cervicales más frecuentemente y con mayor severidad cuando ocurran. Ya que los adultos mayores son los más propensos a padecer este tipo de artritis degenerativo, tienen mayor riesgo durante un latigazo.

Uno de los pilares del tratamiento médico para latigazo cervical es inmovilizar el cuello con un collarín. Salvo en casos excepcionales, es algo que nunca uso en la práctica.

Aunque en teoría es algo bueno, solamente debilita los musculos y reduce el movimiento, y el movimiento es algo que necesita para sanar adecuadamente.

Me alegra ver que muchos médicos los usan cada vez menos, y en su lugar promueven una rehabilitación más activa. Los collarines solo son necesarios en caso de fracturas o dislocaciones, la condición de los esguinces/desgarres suele empeorar con este tratamiento. De hecho, los estudios recientes muestran que el 90% de los pacientes que utilizan collarín, ¡terminan con artritis!

He pasado años estudiando el mecanismo de los problemas de cuello, y tratamientos efectivos para contrarrestarlos; además, he tratado exitosamente a muchos pacientes a lo largo de los años, recuperando su calidad de vida y reduciendo el dolor. Pero aun estoy sorprendido por la cantidad de personas que aun usan el enfoque medico-compresas calientes, collarines y pastillas para el dolor.

Los tratamientos idealmente deben ser mecánicos, no químicos, y su objetivo no debe ser el de cubrir o enmascarar el dolor.

No digo que tenga todas las respuestas. Pero sí considero que hay una falta general de apreciación sobre la seriedad de este tipo de lesiones, y que las aseguradoras y otras personas a menudo convencen a las victimas de que no hubo ninguna lesión.

En ocasiones, esto puede llevar a no realizar ningún tipo de examen, ni tratamiento profesional, o el paciente se automedica con diversos medicamentos de libre venta o tal vez te pidieron ir con un "médico de cabecera" que no apreció la complejidad de las lesiones por latigazo y nunca te refirió a un médico apropiado.

No buscar el tratamiento adecuado cuando te lo indican, puede llevar a una mayor cantidad de problemas en el futuro.

El punto crucial que me gustaría que te lleves de este Libro, es que......

¡Estás En El Lugar Correcto!

Además, una de las preguntas más comunes que llegan a nuestra oficina después de que alguien estuvo involucrado en un accidente y sufrió lesiones es:

¿Realmente Necesito Un Abogado?

Elegir al abogado adecuado puede ser crítico para tu caso. Las aseguradoras entrenan a sus ajustadores para arreglar compensaciones de la forma más rápida y económica posible. Puede que necesites un negociador profesional de tu lado para ayudarte a través del proceso y asegurar que obtengas la compensación que mereces.

He visto pacientes recibir ofertas de sus aseguradoras por $1500, ¡cuando un buen abogado de lesiones podría haber conseguido 10 veces más!

Todo lo que buscas es una compensación justa para ayudarte a pagar por los gastos médicos que se produzcan, por el tiempo que no podrás asistir al trabajo, y por el dolor y el sufrimiento, ¡y un abogado entrenado en lesiones personales puede asegurarse exactamente de eso!

¿Cómo Elijo Un Abogado?

Puede ser muy difícil saber cuál es el abogado adecuado para ti. En primer lugar, querrás seleccionar un abogado especialista en casos de lesiones personales. Si no irías a un dermatólogo por una cirugía de corazón, entonces ¿por qué irías con un abogado de impuestos para ayudarte con tu compensación por lesión? Suena tonto, pero muchas personas asumen que solo porque su vecino o su amigo de la iglesia fue a la escuela de leyes, les pueden ayudar a negociar su compensación por lesión.

Hay muy buenos abogados en Las Vegas que han ayudado a mis pacientes con sus casos de accidentes automovilísticos. Mi oficina puede proporcionarte los nombres de algunos buenos y honestos abogados que se asegurarán obtengas la compensación que mereces.

También quiero que sepas que es muy importante que sigas las recomendaciones de tu quiropráctico durante las primeras 6-8 semanas después del accidente, para asegurar que tengas las mejores posibilidades de no padecer artritis o enfermedad degenerativa del disco. En los últimos 18 años, he tratado casi mil pacientes con lesiones por latigazo, y considero que el enfoque sistemático que usamos en mi oficina es muy efectivo para ayudar a los pacientes a Sentirse Mejor Más Rápido. Pero no sólo confíes en mi palabra.... He incluido una muestra de los testimoniales escritos por varios de mis pacientes satisfechos. También he incluido una colección de los artículos más relevantes que he escrito en mi boletín popular "In Good Hands (En Buenas Manos)" en los últimos 10 años.

Es fácil hacer tu primera cita conmigo. Todo lo que tienes que hacer es llamar a mi oficina al:

(702)459-8900

y programar una evaluación para revisar tu caso y saber si podemos ayudarte. Haremos todo lo posible para atenderte el mismo día... ¡Incluso si tenemos que trabajar hasta tarde o durante la hora de la comida! Eres muy joven para sufrir con terribles lesiones por un accidente automovilístico. Tratémoslas hoy. De acuerdo, esto es lo que debes hacer ahora...

¡Llama al (702)459-8900 hoy!

A mi personal y a mí nos encantaría trabajar contigo. ¡Todo lo que tienes que hacer es llamar a mi oficina en este momento y te programaremos a una hora conveniente para ti! Tengo el personal más amigable que puedas conocer y estamos especialmente capacitados para manejar el papeleo, a menudo confuso, y los formularios que deben llenarse.

Esperamos ayudarte a Sentirte Mejor Más Rápido.

Dr. Michael Reiss, D.C.

Este libro ha sido cuidadosamente preparado para educar a aquellos que hayan sufrido lesiones por latigazo en el cuello y la columna. La información presentada es sólo para educación de salud general. Las preocupaciones personales o específicas deben ser dirigidas a un proveedor de atención médica capacitado y con licencia.

¡Latigazo Cervical! ¿Necesito un Abogado?

Cuando escuchas la palabra " latigazo cervical", trae a la mente muchos pensamientos diferentes - accidentes de tráfico, dolor de cuello, dolores de cabeza, conmoción cerebral, dolor en la mandíbula, litigios, estimaciones de daños automovilísticos - posiblemente un auto nuevo, gastos médicos, citas con el médico, noches sin dormir, y más. Preguntas que normalmente surgen cuando se produce un accidente de coche son las siguientes: 1. ¿Es necesario conseguir un abogado? 2. ¿Qué puedo esperar durante el tiempo de recuperación de mi dolor de cuello? 3. ¿Por qué tarda tanto tiempo para conseguir que arreglen mi auto? 4. ¿Debo hablar con la compañía de seguros cuando llamen? 5. Tengo que dar una deposición la próxima semana. ¿Qué es eso? 6. Mi caso no se conformó y vamos a los tribunales. ¿Cómo me preparo para eso? 7. La compañía de seguros está ofreciendo $ XXXX.XX para una conformación. ¿Qué opinas, mis problemas se irán?

¡Echémosle un vistazo a estos!

4.   1. ¿Debería solicitar los servicios de un abogado? Si desea reducir significativamente el

estrés cuando llegue el momento de la negociación con la compañía de seguros, especialmente hacia el final del proceso, ¡entonces sí! No hace falta decir que TIENE QUE buscar consejo si no piensa conformarse y tiene que ir a la corte. Sin embargo, usted no tiene que conseguir un abogado inmediatamente, a menos que simplemente no quiere tratar con la compañía de seguros en absoluto. Por lo general, vale la pena tener un abogado, ya que tienen experiencia en "... el proceso."

5.   2. La recuperación del dolor de cuello puede variar entre una tensión sencilla que dura de 2-6 semanas a una hernia de disco que puede requerir cirugía. Le recomendamos que nos haga esta pregunta una vez al mes, ya que le ayudará a decidir sobre esto, así como las preguntas 1 y 7.

6.   3. La compañía de seguros puede retrasar el pago de los costes de reparación de automóviles por una serie de razones. Hasta que la compañía de seguros inspeccione los daños del auto, no van a autorizar los trabajos de reparación, ¡que puede llevar semanas!

4. Si ha contratado a un abogado, él/ella se comunicará por usted. Si no es así, es apropiado que usted se comunique con la compañía de seguros. Lo importante es no resolver el reclamo hasta que esté seguro de poder hacer todas sus

actividades antes del accidente sin dificultad o dolor, investigaciones señalan que a menudo, puede llevar un año o más.

5. Estas son llamadas "deposiciones de descubrimiento", donde se le hacen preguntas sobre el accidente, cómo, dónde le duele, lo que puede y no se puede hacer desde el accidente de automóvil, las pruebas y el tratamiento que ha recibido y cuales han sido los resultados obtenidos. Su abogado le dirá los puntos fuertes y débiles de su caso. El "proceso" de deposición es bastante fácil y no hay razón para sentirse intimidados. La mayoría de los abogados son muy amables y te tratan amablemente por lo que ¡no tendrá que preocuparse innecesariamente!

6. La preparación para la corte es similar, excepto que no puede hacer preguntas - ¡ellos preguntan y usted responde! Su abogado le dirá que responda únicamente la pregunta que se hace y su abogado más tarde será capaz de pedirle que aclare lo que se "quede fuera." Siempre sea amable, cortés, ¡y nunca deje que el otro abogado lo haga enojar!

7. Ver # 2 arriba. Si usted tiene dolor crónico radiando en el brazo (desde el cuello) o la pierna (de la espalda baja), la "Prognosis" para la recuperación completa es menos favorable. Del mismo modo, si usted tiene una lesión de ligamentos en el cuello, es probable que haya un ritmo acelerado de la formación de la artritis que pudiera no molestar mucho durante 5-10 años o más, pero puede ser más tarde en la vida. Nosotros, como su perito, describiremos el "discapacidad" y llevar esto a la atención del jurado.

¿Cómo puede lastimarse en un choque de baja velocidad?

Un jalón/latigazo, o más precisamente, "el síndrome del latigazo cervical" (SLC), es un término usado para describir los numerosos tipos de lesiones que pueden ocurrir durante una colisión automovilística.

La columna cervical está compuesta de estructuras óseas, ligamentos (los que mantienen los huesos juntos), tendones (los que conectan los músculos y los huesos), nervios (los que dan fuerza a los músculos y nos permiten sentir), discos (los que absorben impactos entre nuestras vertebras), y otros tejidos que pueden lastimarse dependiendo de una gran cantidad de factores. ¡El cerebro también puede sufrir lesiones (i.e. una conmoción cerebral) durante un choque aun si no hay un golpe directo a la cabeza! Los individuos involucrados en accidentes automovilísticos también pueden experimentar lesiones en el hombro, pecho, abdomen, espalda media y/o baja y extremidades a causa del cinturón de seguridad.

Existen un sin número de factores que pueden aumentar el riesgo de una lesión como: el tamaño de los vehículos (el peor caso ocurre cuando un vehículo de gran tamaño colisiona con uno pequeño), la dirección del choque, la posición de la cabeza al momento del impacto (la peor posición es estar volteado), el tamaño del cuello (las mujeres tienen el riesgo más alto), el ángulo y elasticidad o movimiento del asiento, la posición de descanso de la cabeza (usualmente demasiado abajo), y la cantidad de daño ocurrido al vehículo (o la falta de).

¡Lo último es lo más sorprendente de todo! cuando un auto de carreras choca, puede que haya notado que éstos están diseñados para desmantelarse hasta que lo único que queda es la jaula donde se encuentra el conductor. La razón de ello es porque cuando ocurre una colisión, la energía del impacto (o "fuerza G") es absorbida por los metales al doblarse o por las piezas al desprenderse; si el vehículo se construye "como un tanque" y no se aboyan o desprenden los materiales, la energía del impacto se transfiere al interior del vehículo, es decir, ¡al conductor y sus acompañantes!

Lo anterior demuestra que el concepto de "si no hay daños al vehículo no hay lesiones" es en realidad completamente lo opuesto. Cuando hay choques de baja velocidad, no hay absorción de energía en el desprendimiento de partes o abolladuras a los metales, por lo que hay un riesgo mayor de sufrir una lesión en una colisión de baja velocidad cuando el vehículo receptor sostiene poco o ningún tipo de daño.

Latigazo cervical: ¿Cómo ayudan los rayos X?

Un latigazo cervical suele ocurrir como resultado de un choque automovilístico cuando (típicamente) hay una deceleración o parada repetida que ocurre a tal velocidad que la persona no puede prepararse al impacto, incluso cuando sabe que el choque es inminente. Esto se debe a que el "latigazo" no dura más de 500ms y nosotros no podemos contraen voluntariamente un músculo más rápido que alrededor de 800 ms. La magnitud de la lesión se ve afectada por diversos factos, incluyendo: 1. Objeto impactado pequeño / vehículo que impacta grande; 2. Asiento demasiado inclinado; 3. Reposacabezas en mala posición; 4. Un asiento "elástico"; 5. Un cuello largo y delgado (mujeres > hombres); y 6. Que la cabeza haya estado volteada al momento del impacto. En muchos casos, poco se puede hacer para evitar una lesión. Entonces, ¿cómo ayudan los rayos X?

Usemos el clásico "choque por detrás" como ejemplo. La conductora lleva puesto el cinturón de seguridad, viaja en un auto compacto, y está detenida por el tráfico. De repente, el automóvil es golpeado por detrás por una camioneta pick-up de 3/4 de tonelada ("vehículo que impacta"). Justo antes del impacto, la conductora, asustada por el chirrido de los neumáticos al frenar repentinamente, gira su cabeza para mirar hacia atrás a través del espejo retrovisor. Al momento del impacto, el automóvil es impulsado al frente y siente su cabeza acelerar hacia atrás inicialmente (50-150ms), sobrepasar el reposacabezas (porque estaba demasiado bajo) y después acelerar al frente (150-300ms), sin llegar a golpear el volante (la bolsa de aire no se activó). Su cabeza vuelve a la posición vertical (~500ms) y entonces informa que está "alterada". Visita a su quiropráctico y una examinación revela dolor en el cuello al llegar a los extremos de la flexión hacia adelante y hacia atrás, dolores de cabeza, entumecimiento desde el brazo izquierdo hasta el lado del pulgar de la mano y debilidad en ciertos músculos del brazo y la muñeca. El quiropráctico solicita rayos X de flexión-extensión para la columna cervical como se muestra a continuación:

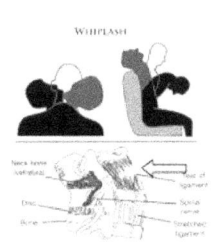 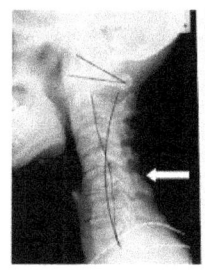 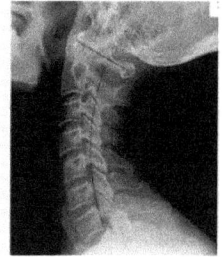

Los rayos X son explicados al paciente de la siguiente manera: "...La imagen del medio muestra una curva cervical invertida al inclinarse hacia delante, pero observa lo poco que la columna vertebral y la cabeza se han movido al frente. Duele ya sea porque los ligamentos que mantienen los huesos unidos se sobre estiraron o se desgarraron, lo cual es conocido como "esguince". Si la cabeza y el cuello son forzados suficientemente hacia adelante, algo tiene que ceder. O los huesos se fracturen o los ligamentos se desgarran, o ambos. Cuando los ligamentos se desgarran, los huesos se separan o se abren más allá de los niveles superior e inferior (observa las dos flechas). Esto crea un ángulo más bien agudo, como si alguien hubiese roto una vara. Mirando con detenimiento los rayos X, notará que las vértebras superiores parecen estar deslizándose hacia adelante (C4 sobre C5), lo cual apoya la idea de ligamentos desgarrados y pérdida de estabilidad".

¿Podemos predecir problemas a largo plazo?

El latigazo cervical (o la aceleración rápida seguido de la deceleración, o súbito paro de movimiento, de la cabeza durante el momento del latigazo) ocurre a una velocidad tan rápida, que no podemos prepararnos para ello. En otras palabras, en el tiempo que nos toma contraer voluntariamente nuestros músculos para protegernos contra una lesión, el movimiento de la cabeza y el cuello hacia el frente y atrás como "látigo", ¡ya terminó! Cuando consideramos los detalles de lo que sucedió durante la lesión, algunas veces perdemos de vista lo que REALMENTE importa. ¿Hay alguna forma de reducir las probabilidades de resultar con dolor de cuello / cabeza o discapacidad crónica? El mes pasado, se habló sobre cómo el uso a largo plazo de un collarín NO es una buena idea, así que, ¿suáles son algunas maneras diferentes de prevenir discapacidad a largo plazo?

Un estudio muy interesante investigó sobre los primeros 14 días de tratamiento durante la etapa aguda de esguinces cervicales después de un accidente automovilístico. Los investigadores querían determinar qué consecuencias a largo plazo resultaban de dos enfoques distintos de tratamiento. En un grupo (201 pacientes, 47% del total del grupo), los pacientes eran alentados a "...actuar como de costumbre," y continuar con sus actividades normales previas a la lesión. A los pacientes en el segundo grupo se le dio tiempo de incapacidad en el trabajo para reposar y fueron inmovilizados con un collarín. Al final de los 14 días, hubo una disminución significativa de los síntomas del primer día al 15vo día (24 horas después del tratamiento inicial de 14 días para ambos grupos). Sin embargo, cuando se reevaluaban en la marca de los 6 meses, el grupo que continúo con su rutina normal de actividades, no pidió tiempo de incapacidad en el trabajo, ni usó collarín, tuvo un "resultado significativamente mejor", comparado con el otro grupo. Este estudio apoya la idea que el tratamiento en exceso con collarín y reposo "los condiciona" a adoptar el "papel de enfermo", donde el paciente está excesivamente centrado en su problema. Este estudio coincide con lo que discutimos el mes pasado y acepta la filosofía quiropráctica de mantenerse activo, ejercitar, no usar un collarín, y la manipulación que ejercita y mantiene en movimiento las articulaciones para evitar que se vuelvan rígidas, ¡reduciendo de esa forma el dolor y el miedo de realizar las actividades!

Otro estudio revisó diferentes factores físicos que se presentaban y podrían estar involucrados en el desarrollo de discapacidades a largo plazo después de una lesión aguda por latigazo en un grupo de

688 pacientes. Los investigadores midieron estos factores físicos a 3, 6 y 12 meses como intervalo de tiempo, y encontraron que el riesgo relativo de una discapacidad un año después de la lesión incrementaba con lo siguiente: 1) Un incremento de 3.5 veces si se presentaban dolores iniciales intensos en el cuello y cabeza; 2) Un incremento de 4.6 veces con movimiento o rango de movimiento inicial del cuello reducido; y 3) una oportunidad 4 veces mayor con múltiples síntomas no dolorosos iniciales (como pérdida de balance, mareos, baja concentración, etc...). En otro estudio, se encontró que tanto los factores físicos como psicológicos predecían discapacidades a largo plazo. Estos incluían reportes de altos niveles de dolores iniciales y baja tolerancia a realizar actividades, edad avanzada, sensibilidad al frio, circulación alterada, y estrés postraumático moderado.

El "punto" es que, como quiroprácticos, estamos en la MEJOR posición para tratar y manejar pacientes con heridas por latigazo basados en el tipo de cuidados que realizamos y ofrecemos. Promovemos ejercicios para los músculos y articulaciones, alentamos la actividad en lugar del reposo, y minimizamos la dependencia a medicamentos, collarines, y otros enfoques negativos de tratamientos.

¿Qué hacer en caso de un accidente automovilístico?

Si ha tenido recientemente un accidente de automóvil, es aconsejable que programe cuanto antes una cita para un examen integral. Es común que quienes han sufrido un percance de este tipo, manifiesten durante las primeras semanas, síntomas leves o incluso no manifiesten ningún síntoma en absoluto, sin embargo los síntomas pueden empeorar con el pasar del tiempo.

Un primer examen, tan pronto como sea posible, no solo facilitará el recibir una atención oportuna, sino que también registrará las características de la lesión inicial, de forma tal que se pueda hacer un seguimiento adecuado de las mismas y una vigilancia que permita solucionar cualquier problema, apenas este se manifieste.

Incluso desde el punto de vista económico, es importante pasar por un examen ni bien se ha suscitado el accidente, pues de lo contrario podría incluso quedarse sin la compensación que le corresponde por el percance.

Uno de los principales problemas que aparecen luego de un accidente automovilístico, es el conocido como *wiplash* o latigazo cervical, en el cual la cabeza y cuello se desplazan hacia adelante y atrás debido a un impacto. Es importante saber que un latigazo cervical puede aparecer incluso cuando la colisión se produce a velocidades tan bajas como 8 kph.

Un accidente en el que se ha producido un latigazo cervical, podría cambiar la vida de una persona de forma dramática, sometiéndola a molestias constantes como dolor crónico, adormecimiento, visión borrosa, náuseas y mareos, solo por mencionar unos cuantos. Las terapias provistas por la quiropraxia están destinadas no solo al alivio de los síntomas, sino también a devolver la funcionalidad al sistema muscular y locomotor.

La terapia quiropráctica ha demostrado ser altamente efectiva cuando se aplica de forma oportuna y por profesionales entrenados. Si ha sufrido un accidente automovilístico, debe separar una cita con un quiropráctico en la brevedad posible para evitar futuras complicaciones.

¿Que Causa un Latigazo Cervical?

Las causas más comunes del "latigazo" son heridas que ocurren por accidentes automovilísticos en Las Vegas. Entonces, charlemos sobre porque y como esto sucede en un accidente típico. Usted está parado en un semáforo en rojo, esperando pacientemente a que la luz cambie a verde y de repente, se oye el chirrido de neumáticos, seguido de una sacudida repentina cuando el auto de detrás choca en la parte trasera de su vehículo. Por reflejo, puede girar la cabeza hacia la derecha para mirar en el espejo retrovisor para ver lo que está sucediendo. Incluso si usted ve la colisión inevitable antes del impacto, la sacudida repentina ocurre tan rápido que realmente no tiene la oportunidad de prepararse adecuadamente y se siente a sí mismo siendo forzado hacia atrás al asiento y el reposacabezas seguido por un rebote hacia delante. Ya que siempre usa el cinturón de seguridad, se siente la restricción sobre el pecho y regazo cuando los cinturones lo aprietan al ser impulsado hacia adelante. El cinturón de seguridad previene que golpee el volante o peor, que se propulse hacia adelante a través del parabrisas, pero por ahora, ¡El daño ya está hecho! Todo esto ocurre en menos de 500 milisegundos - no se puede contraer voluntariamente los músculos tan rápido, lo que significa que incluso si tuviera tiempo para prepararse para el impacto, ¡No se puede detener el efecto de latigazo!

En un estudio reciente, se encontró que los músculos de la parte delantera del cuello se contraen por primera vez en unos 100 ms, que son 25 ms demasiado tarde para evitar daños en los músculos o ligamentos, y que alcanzan su pico a 150 ms de estiramiento. Los músculos de la parte posterior del cuello comienzan a contraerse poco después, pero se lesionan más que los músculos de la parte anterior del cuello alrededor del punto de 300ms. La razón de esto se debe a que la cabeza rebota hacia delante, los músculos de la parte posterior del cuello están en el proceso de endurecimiento o acortando al mismo tiempo que están siendo estirados - ¡No es una buena combinación! Esta es una de las razones por las que muchas personas heridas en accidentes de tráfico en Las Vegas se quejan de mayor dolor en la parte posterior del cuello. Esto también ayuda a explicar por qué los dolores de cabeza son síntomas comunes asociados con el latigazo cervical. Como los 3 nervios superiores que salen de la parte superior de la columna en el cuello entran en la cabeza/cuero cabelludo y se comprimen o se exprimen por los músculos apretados en la parte posterior del cuello cuando se lesionan, lo cual se traduce en dolores de cabeza.

¿Qué Sucede en un "Latigazo Cervical"?

Latigazo es un término del argot para una lesión que se produce en el cuello después de que la cabeza ha sido literalmente "batida", ya sea hacia delante y hacia atrás o hacia los lados después de una sacudida de repente. Por lo tanto, esto puede ocurrir por un resbalón/tropiezo y caída, una pelea de bar, así como del clásico accidente de automóvil. Pero, ¿qué sucede realmente en una lesión de "latigazo"? Para responder a esto, vamos a hablar de: 1. El mecanismo de la lesión; 2. Los diferentes tipos de lesiones; y 3. Las opciones de tratamiento.

1. **El mecanismo de la lesión:** Tomemos el ejemplo de un choque trasero de un accidente de automóvil. En este escenario, el vehículo "objetivo" es golpeado por detrás por el vehículo "bala" impulsándolo hacia delante.

Fase 1
El cuello/columna vertebral se endereza: A eso de 75-100 milisegundos. (¡Eso es milisegundos!), El coche es propulsado hacia adelante, pero que - el conductor permanece estacionario por lo que el asiento de coche empuja su cuerpo hacia adelante, pero el cuello/cabeza se quedan atrás. Esto crea el clásico "forma de curva en S" en la columna vertebral.

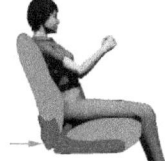 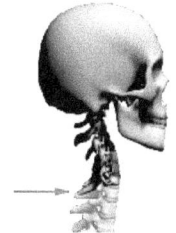

Fase2

Las curvas de cuello/espalda de la columna vertebral: A unos 150 ms, la cabeza se extiende hacia atrás y "esperemos" realiza un apoyo para la cabeza correctamente posicionada o de lo contrario sigue regresando lesionando las estructuras de la columna vertebral en la parte frontal de la columna vertebral. Si la cabeza se extiende demasiado hacia atrás, empiezan a producirse las lesiones en la parte trasera de la columna.

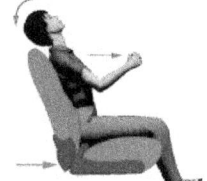 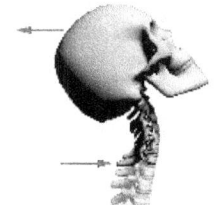

Fase3

El cuello/columna vertebral se curvea a un máximo: A unos 175 ms, los tejidos en la parte posterior de la columna vertebral se comprimen, mientras que los de delante de la columna vertebral totalmente estirada y actúan como bandas de goma preparándose para llevar la cabeza/cuello hacia delante (fase 4).

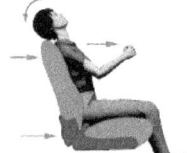 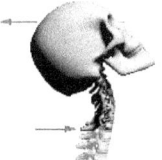

Fase4

Rebote: Aproximadamente a 200 a 300 mseg, los tejidos de la parte anterior del cuello propulsan el cuello/cabeza hacia delante y lesiones pueden ocurrir a las estructuras en la parte posterior de la columna vertebral por estiramiento o, en la parte frontal de la columna vertebral por excesiva compresión.

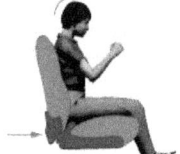 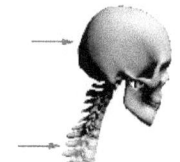

Todo esto ocurre en MENOS TIEMPO de lo que se pueden NORMALMENTE contratar voluntariamente un músculo, que tarda unos 500 mseg., Por lo que incluso cuando anticipamos el accidente inminente y nos preparamos, realmente no podemos impedir que nuestro cuello pase por estos movimientos.

2. Tipos de lesiones: El término "torcedura" se refiere a los ligamentos (tejido resistente no elástico que mantiene los huesos unidos entre sí) y lesiones "tensión" se refiere a los músculos/tendones (tejidos elásticos que mueven los huesos) lesión. Hay 3 grados de torceduras y tensiones (leves, moderadas y graves). Cuando estos tejidos son lesionados, por lo general hay una pérdida de movimiento y dolor de cuello, pero no entumecimiento o dolor de brazo. Cuando hay una lesión nerviosa, hay dolor en el brazo, entumecimiento y/o debilidad y, en general, esto es más grave, pero por lo general tratadas sin necesidad de cirugía. Cuando se producen fracturas, es estable o inestable y puede requerir cirugía y/o un collar rígido.

3. Tratamiento: La mayoría de las lesiones por latigazo cervical se manejan de forma segura con enfoques quiroprácticos (fracturas son la excepción). Los estudios han demostrado que los movimientos tempranos tienen un mejor resultado que llevar un collar o, no permitiendo el movimiento. Por lo tanto, los enfoques de movilización y la manipulación suave "... tan pronto como sea tolerado" favorecen un mejor resultado o consecuencia. Existen muchas técnicas diferentes que utilizamos para ayudar a acelerar el proceso de recuperación. ¡El tratamiento rápido es importante!

Síndrome de latigazo cervical

El término "latigazo cervical" fue acuñado por el Dr. Harold Crowe en 1928 durante una entrevista sobre lesiones de cuello en colisiones automovilísticas, pero después mencionó "...me arrepentí más tarde." El término "latigazo cervical" se convirtió rápidamente en una palabra de uso cotidiano y se refiere a un movimiento súbito de la cabeza que produce un esguince cervical. Actualmente se acepta que no sólo los movimientos de adelante/atrás durante un choque pueden resultar en lesiones de cuello sino también de lado a lado y movimientos angulares al momento del impacto. En el pasado, hemos discutido sobre la cantidad de milisegundos que dura el proceso de "latigazo" después de un impacto (~500 ms) y el hecho de que la contracción voluntaria del músculo toma más tiempo (~800 ms), haciendo casi imposible que podamos "prepararnos" para el impacto, aun cuando sabes que el choque es inminente. Hoy, revisaremos los síntomas y quejas que suelen describir los pacientes con lesiones por latigazo.

El "Síndrome de Latigazo Cervical Temprano" se define como la condición donde aparecen síntomas inmediatos o casi inmediatos. Un estudio reportó que los síntomas más comunes que se describen después de una colisión son: dolor de cuello (93%), dolor de cabeza (72%), dolor de hombro (49%), y dolor de espalda (38 %) y, 87% de los pacientes presentaban múltiples síntomas. Otros reportaron nausea (48%) y mareos (38%) como síntomas iniciales. Para algunos, muchos de estos síntomas desaparecen en cuestión de días, semanas, o meses, dejando un pequeño porcentaje con síntomas que duran más de 6 meses, lo cual se conoce como "Síndrome de Latigazo Cervical Tardío". En un estudio de 52 pacientes, los síntomas mejoraron en un periodo de 2 semanas a 12 meses, pero después permanecieron estáticos o invariables el año siguiente. Otro estudio de 177 pacientes, 2 años después del accidente, reportó la presencia de los siguientes síntomas (la frecuencia de aparición está entre paréntesis): dolor de cuello (17%), dolor de cabeza (15%), fatiga (13%), dolor de hombro (13%), insomnio (12%), ansiedad (11%), pérdida de concentración (10%), y olvidos frecuentes (10%).

Las razones para que los síntomas continúen tanto tiempo después se apoyan en dos posibles causas. 1. Es debido a un síntoma inicial de alto nivel, incluyendo dolor de cuello severo y dolor de cabeza acompañado comúnmente con dolor de brazo irradiado (radiculopatía). 2. Es causado por las situaciones estresantes que están presentes ya sea en el momento del impacto o poco después. Estos factores de estrés podrían incluir la pérdida de empleo, el estrés marital, y/o depresión o problemas de ansiedad asociados con las lesiones. También se reportó, en un estudio de 47 pacientes, que el tipo específico de dolor de cabeza sufrido en el síndrome de latigazo cervical tardío era: 74% tenía dolor de cabeza de tensión, 15% tenía migraña, y 11% tenía dolor de cabeza de origen cervical. Algunos autores han reportado que el tipo de dolor de cabeza que ocurre como resultado de una colisión son similares o casi idénticos a los observados después de un traumatismo en la cabeza por otras causas, incluyendo lesiones deportivas en futbol americano, hockey y boxeo.

Ya que el "latigazo cervical" resulta en un tipo de lesión mecánica sobre las pequeñas articulaciones del cuello, músculos y ligamentos, la única opción lógica de tratamiento es la quiropráctica. Esto se debe a que la quiropráctica aborda la lesión mecánica con un enfoque práctico y manual, con el objetivo de restaurar la función en el área lesionada. Los estudios son claros, los pacientes de latigazo hacen una más rápida y menos dolorosa recuperación, regresan al trabajo y a sus actividades deseadas más rápido, y son los más satisfechos cuando utilizan la quiropráctica en comparación a encubrir los síntomas con medicamentos que tienen efectos secundarios negativos que interfieren con la posibilidad de pensar y, en última instancia, reducen la productividad.

¿Qué es el síndrome de latigazo cervical?

El latigazo (también conocido como esguince) cervical – o "Síndrome de latigazo cervical" (SLC) – es una lesión relativamente común usualmente relacionada con un choque automovilístico durante el cual, la cabeza se mueve agresivamente al frente y hacia atrás (hiperflexión e hiperextensión respectivamente) o hacia los lados (en caso de un choque lateral). Repasemos algunos hechos: 1) El SLC suele ser ignorado o tratado erróneamente por la falta de comprensión de esta condición; 2) El SLC suele ocurrir como consecuencia de un impacto trasero mientras el auto se encuentra estacionado, por ejemplo, en una luz roja; 3) un tratamiento temprano y ejercicio puede ayudar a obtener una recuperación más rápida y completa en comparación de descansos prolongados o inmovilización o el uso de collarín; 4) fallar en educar y tratar adecuadamente a un paciente con esguince cervical (especialmente en los primeros 3 meses) puede resultar en dolores crónicos, incluyendo problemas psicológicos como depresión, ansiedad y dificultad para adaptarse. Así que, ¿qué es el latigazo o esguince cervical?

El término "latigazo o esguince cervical" engloba el daño que sufre la columna vertebral, y en particular, los tejidos blandos, mientras que el término "síndrome del latigazo cervical" engloba TODAS las lesiones y síntomas asociados, incluyendo los problemas psicosociales, que pueden surgir por el daño a los tejidos y la baja tolerancia de los afectados a verse limitados de sus actividades. Las buenas noticias son que el SLC NO suele ser mortal, puede, sin embargo, afectar la calidad de vida de la persona lesionada y traer problemas económicos por la baja tolerancia en el trabajo y los altos gastos médicos que deben costear mientras las aseguradoras deciden quién tuvo la culpa. La carga económica para los ciudadanos en los Estados Unidos, se estima que llega a ser de hasta $30, 000 millones al año por los gastos médicos, discapacidad, incapacidad laboral, baja productividad y demandas.

Algunos datos adicionales: 5) Mientras que la mayoría de los pacientes con "SLC" se recuperan sin ningún problema crónico remanente, algunos continúan teniendo problemas años después de la lesión. 6) Un choque de baja velocidad puede causar un daño significativo ya que las fuerzas G se transfieren directamente a los pasajeros del vehículo en lugar de disiparse en la abolladura de los metales. 7) Si la cabeza se encuentra volteada al momento del impacto, la lesión puede ser más severa. 8) Un traumatismo cerebral leve puede ocurrir sin golpearse la cabeza contra algo y puede traer significativos problemas cognitivos ("como lagunas mentales") y dolores de cabeza. 9) Las cámaras de alta velocidad han demostrado que la parte baja del cuello se extiende hacia atrás mientras que la parte superior se flexiona hacia el frente formando una S, lo cual lastima los músculos, tendones y ligamentos que mantienen unida la columna vertebral. 10) El proceso de "latigazo" COMPLETO dura aproximadamente 500 milisegundos; de forma voluntaria, las personas no somos capaces de contraer nuestros músculos en menos de 800 milisegundos, por lo que incluso si nos "preparamos" para el impacto, todo sucede muy rápido como para prevenir el movimiento de "latigazo" en la cabeza y el cuello.

Algunos de los síntomas más comunes del SLC son: dolor/rigidez del cuello y/o hombros, dolor de cabeza, mareos, fatiga, dolor de quijada, dolor/entumecimiento/hormigueo/debilidad en el brazo, problemas visuales, zumbidos en los oídos (tinnitus), heridas en pecho, y dolor en la espalda media y baja. Cuando no se trata correctamente, también puede haber: depresión, ansiedad, enojo, frustración, estrés, dependencia de medicamentos, síndrome de estrés postraumático, disturbios de sueño (insomnio), síndrome de la pierna inquieta y fibromialgia, entre otros.

Como se mencionó anteriormente, la educación del paciente, un tratamiento temprano con énfasis en movimiento (NO inmovilización), una casa adaptada/saberse adaptar (con equipo para tracción cervical), ejercicios de rango de movimiento y fuerza (cuando sea apropiado), y mantener una actitud positiva (como se mencionó el mes pasado), en conjunto, pueden ayudar a evitar problemas crónicos de discapacidad. Para guiarte en este proceso necesitas un "entrenador" - ¡un tratamiento quiropráctico adecuado es la respuesta!

Diagnóstico de una lesión por latigazo

El latigazo es, por definición, la aceleración rápida seguida por una deceleración de la cabeza causando que el cuello se mueva como un látigo primero hacia al frente y después hacia atrás de forma tan veloz que los músculos no pueden reaccionar lo suficientemente rápido para controlar el movimiento. Como se reportó el mes pasado, si una colisión ocurre mientras vas en automóvil y el respaldo de la cabeza está muy abajo y/o el asiento muy reclinado y la cabeza se mueve más allá de los límites de los tejidos, ocurre un esguince o latigazo cervical.

Al reunir información sobre el paciente, esta porción de la historia es llamada "mecanismo de lesión" y es MUY IMPORTANTE, pues nos ayuda a reconstruir lo que sucedió al momento del impacto. Por ejemplo, ¿estaba girando la cabeza cuando sucedió el impacto? ¿Cuáles eran las condiciones climatológicas (visuales, del camino)? ¿Cuál fue la dirección del golpe (frontal, trasera, lateral, angular o combinación de varias)? ¿Hubo alguna volcadura? ¿Se usó el cinturón de seguridad (posicionado en el regazo y el pecho)? ¿Hubo alguna lesión causada por el cinturón de seguridad (a la espalda baja/pelvis, el pecho/senos, hombros, cuello)? ¿Hubo algún golpe sobre la cabeza, provocara o no, pérdida de la consciencia (en caso de haber pérdida de la consciencia, ¿de cuánto tiempo?)? ¿Alguna pérdida de la memoria a corto plazo o problemas residuales de comunicación (síndrome pos conmoción cerebral)? Todas estas respuestas son muy importantes para determinar el camino a seguir, establecer un diagnóstico, y elegir un plan de cuidados/tratamiento.

El mes pasado también hablamos sobre la clasificación del SLC, o síndrome de latigazo cervical, el cual fue desarrollado en 1995 por la "Quebec Task Force". Los tipos I, II y III están definidos por el tipo de tejidos lastimados y los hallazgos en la historia clínica y las pruebas. En 2001, la "Quebec Task Force" encontró que el SLC de grado II (cuando hay pérdida de rango de movimiento o resultados neurológicos negativos) y SLC de grado III (cuando hay pérdidas tanto de movimiento como neurológicas) tienen un riesgo progresivo mayor de pasar por una recuperación larga en comparación con el SLC de grado I (aquellos con dolor, pero sin daños neurológicos o pérdida de movimiento).

Establecer un diagnostico fuerte permite tener un pronóstico preciso y recomendaciones para un plan de tratamiento. Por ejemplo, en SLC de grado II y III, se necesitan rayos x de flexión/extensión para determinar la extensión del daño a los ligamentos pues normalmente, las vértebras no deberían trasladarse o girar más de 3.5mm. De manera similar, el ángulo creado entre cada vertebra en una flexión o extensión no debería ser mayor a 11 grados de los ángulos adyacentes, si se excede, es probable que haya ocurrido daño a los ligamentos. Así que a menudo, los registros de la sala de emergencias describen poco, si no es que no cuentan con nada, de información sobre los acontecimientos que se mencionaron en el segundo párrafo y si se tomaron placas, rara vez incluyen las pruebas de flexión/extensión.

Los dolores de cabeza son otro componente del SLC. Aquí, los primeros 3 grupos de nervios que salen de los niveles superiores de la columna vertebral (C1, C2 y C3) inervan la cabeza. Cuando los pacientes describen dolores de cabeza que comienzan en la parte alta del cuello e irradia hasta la cabeza, por la distribución del dolor, podemos decir qué nervio(s) fue(ron) el/los más afectado(s). Durante la examinación, aplicar presión manual a la base del cráneo puede producir dolor si existe algún nervio herido. Mantener un registro y rastrear estos hallazgos de manera regular puede decirnos cómo va avanzando la lesión. ¡La quiropráctica está a la vanguardia del diagnóstico de SLC!

La anatomía de un Latigazo (o esguince) Cervical

Para entender mejor un latigazo cervical, veamos un poco de anatomía y qué es lo que se daña exactamente durante una lesión por latigazo. Nuestra columna es básicamente una cadena larga formada por bloques que son más largos en la parte de abajo y más cortos arriba; eso significa que las vértebras de la espalda baja son enormes comparadas con la del cuello. Las vértebras encajan unas con otras "asegurándose" a través de pequeñas articulaciones en la espalda llamadas articulaciones cigapofisarias y a través de discos en la parte frontal. Estas articulaciones absorben impactos entre los bloques o "vertebras de cuerpo". Además, en el frente hay una pieza dura que sirve de barrera para que cuando el cuello se doble hacia atrás (en "extensión"), se apriete y detenga el movimiento para no sobre extender, lo cual podría fracturar las pequeñas articulaciones de la espalda.

Hay ligamentos, o tejidos que mantienen los huesos conectados, en la parte de atrás de la columna que conectan las "apófisis espinosas," o las protuberancias en medio de la parte posterior de la espalda. Estos ligamentos detienen el movimiento excesivo hacia el frente del cuello durante un latigazo. Las cápsulas articulares envuelven las articulaciones, todos las hemos visto cuando separamos una pierna de pollo del muslo, ¿recuerdas lo suave y brilloso que estaba el final de la pierna? Esa superficie suave al final de huesos largos se llama "cartílago hialino", y permite el deslizamiento entre nuestros huesos cuando movemos cualquier articulación, incluyendo nuestros dedos, muñecas, hombros, caderas y las articulaciones cigapofisarias de la columna. El movimiento de las articulaciones es facilitado por la presencia de una sustancia aceitosa llamada "fluido sinovial" que actúa como lubricante para la articulación permitiendo el movimiento sin dolor.

Un "esguince" ocurre cuando dañamos la cápsula articular o un ligamento, o cuando el musculo y tendón son dañados. Los esguinces son clasificados como leves, moderados o severos, o como grados 1, 2 o 3; siendo el grado 3 el peor con 75% o más de desgarre, y la recuperación toma progresivamente más tiempo con cada grado.

Durante una lesión por latigazo cervical, se sobre estiran los ligamentos del cuello, y puede ocurrir un desgarre (esguince, grados 1, 2 o 3). Si uno de los nervios queda atorado, entonces puede ocurrir entumecimiento, dolor y/o debilidad, irradiando sobre el brazo hasta llegar a la localización especifica. Cuando esto ocurre, el pronóstico a largo plazo es peor. Una conmoción cerebral también es un peligro latente si el cerebro se golpea con el interior del cráneo. Los ajustes quiroprácticos, cuando se administran a tiempo, producen los mejores resultados como tratamiento de un latigazo cervical, de acuerdo con muchos estudios.

Mas anatomía de un Latigazo (o esguince) Cervical

El latigazo cervical es una lesión causada por un movimiento súbito de la cabeza y cuello hacia el frente y posteriormente hacia atrás (el movimiento de latigazo), es comúnmente asociada con choques automovilísticos. Lo que varía entre cada caso es el grado de la lesión y qué parte de la anatomía del cuello resultó dañada. Veamos un poco más sobre la columna para entender mejor de dónde, realmente, viene el dolor…

La columna cervical se compone de siete vertebras. La vertebra superior (C1) se conoce como atlas y tiene forma de anillo, esa forma permite que la cabeza rote a la izquierda y a la derecha para poder revisar cosas en los laterales, conversar con alguien a nuestro costado, y demás situaciones. La vertebra C1 pivotea alrededor de una clavija llamada "diente" (o eje) del C2; la función de éstas primeras dos vértebras es muy importante, pues los 3 nervios superiores que salen por esta parte de la columna cervical conectan a la cabeza y un mal funcionamiento aquí puede ser la causa de algunos dolores de cabeza. Un ajuste quiropráctico para esta zona se enfoca en gran medida en la restauración de la función. Las vértebras C4 a C6 componen la región con más movimiento de la columna en dirección delantera y trasera. Generalmente, mientras más movimiento, menor es la estabilidad, y por esta razón, son muy comunes las lesiones en esta zona. Vemos muy a menudo artritis en esta región y nos enfocamos en mantener las áreas con menor movilidad (áreas arriba y debajo de c4 a c6), con la mayor movilidad posible. La espalda alta/parte baja del cuello, incluye las costillas / uniones vertebrales, la cuales también suelen estar involucradas en una lesión por latigazo. El tratamiento quiropráctico aplicado a esta región también ayuda a restaurar la función y movilidad.

Por otra parte, la columna dorsal o torácica se compone de 12 vertebras, en esa región se encuentra la caja torácica y los omóplatos (escapulas). Esta área es ignorada algunas veces durante tratamiento, pues el enfoque es sobre las zonas más dolorosas, como el cuello. La columna lumbar se compone de 5 vertebras y también suele pasarse por alto o dar por sentado que no es una zona dañada por la distancia a la que se encuentra del cuello. Sin embargo, el cinturón de seguridad lastima con frecuencia los senos, el pecho, y/o las regiones medias y bajas de la espalda.

Hay varios tejidos que podrían lastimarse, algunos se mencionan a continuación: los **ligamentos** -El tejido duro y no elástico que mantiene los huesos unidos- cuya función es brindar estabilidad entre las vértebras; la **cápsula articular** que también está hecha de ligamentos y es un área que se lastima frecuentemente, lo cual genera dolor al mover el cuello o la cabeza, y los **músculos** y **tendones** elásticos que funcionan para mover las estructuras.

La estabilidad se facilita cuando se tiene un buen tono muscular y fuerza, por lo cual, es uno de los enfoques importantes durante el tratamiento. Las lesiones a estas estructuras se denominan, "…lesiones de tejidos blandos," y componen la mayoría de los casos de síndrome de latigazo cervical (SLC de grado II).

Los **discos intervertebrales** se componen de cartílagos fibroelasticos en el exterior y de una sustancia tipo liquida en el centro, éstos tienen como función absorber impactos entre las vértebras. Las lesiones a los discos incluyen desgarres, fracturas y/o fisuras donde el líquido del centro puede filtrarse y causar rupturas. Las lesiones a los **tejidos nerviosos** incluyen cabos sueltos al final de los nervios cuando una cápsula articular sufre un "esguince". Las lesiones en las **raíces del nervio** suelen ser "interrupciones" o compresiones por una "ruptura en el disco" y envía dolor, entumecimiento, y/o debilidad muscular a áreas específicas del brazo y/o la mano. Estas lesiones son clasificadas como SLC de grado III y usualmente, tienen un pronóstico menos alentador que el de un SLC de grado II.

Determinar qué tejidos están heridos, manejar adecuadamente las fases aguda, subaguda y crónica de la recuperación y facilitar estrategias de autocuidado son las metas principales de un tratamiento quiropráctico para un paciente con latigazo cervical.

El Latigazo Cervical y la Debilidad Muscular

El latigazo cervical, como se comentó anteriormente, ocurre más rápido que la velocidad a la que voluntariamente podemos contraer nuestros músculos en un intento por protegernos contra lesiones. Por lo tanto, es casi imposible, prepararse adecuadamente ante un choque inminente. Cuando los músculos, ligamentos, y capsulas articulares se lastiman, hay dolor, y, en consecuencia, se producen espasmos musculares de reflejo mientras el cuerpo intenta "entablillar" el área para protegerla. Esto a veces establece un ciclo vicioso que puede hacer que el dolor dure más, el dolor sea más intenso y/o duela más a menudo. Debido al dolor, así como lesiones directas en los músculos que a veces ocurren en el síndrome del latigazo cervical (SLC), la tendencia natural es dejar de hacer varias actividades y protegerse de movimientos tanto por dolor como por el miedo de que puedas empeorar la lesión. En ambos casos, el resultado es el mismo: atrofia muscular o encogimiento y debilidad del musculo debido al no uso del mismo.

Hay otras razones por la que los músculos se debilitan. Cuando ocurre una lesión, una hernia o "ruptura" de disco puede lesionar los nervios de la columna. El disco es como una dona de jalea donde el centro es una sustancia medio liquida rodeada por un grueso anillo de fibrocartílago y actúa como un "amortiguador de impactos" pues se encuentra entre 2 cuerpos vertebrales.

Piensa en los nervios de la columna como cables eléctricos que conectan una caja de fusibles a una casa. La caja de fusibles es la médula espinal y cada cable representa los nervios de la columna dirigiéndose a diferentes partes de la casa (el cuerpo). En la columna cervical o cuello, cada cable va a diferentes partes como la cabeza, el hombro, el brazo y la mano e inerva áreas específicas. Los pacientes que tienen algún nervio interferido a causa de una lesión por latigazo describen sus síntomas como entumecimiento, hormigueo, dolor y/o debilidad muscular en un área o región especifica.

Hay 8 pares de nervios en el cuello que viajan a diferentes partes de la cabeza (C1-3), los hombros (C4,5), y el brazo (C6-T2). Supongamos que un paciente tiene entumecimiento y hormigueo a lo largo del brazo hasta el 4to y 5to dedo y el lado meñique de la mano. Eso nos dice inmediatamente, como quiroprácticos, que el nervio C8 está lesionado (interferido) porque ese es el patrón del dolor del nervio C8. Ciertos músculos son controlados por C8 que podemos probar en nuestra oficina si están débil (anormal) o fuerte (normal).

Medimos la debilidad en una escala de 0-5 (5=normal). El tratamiento quiropráctico se enfoca en "soltar" el nervio interferido, lo cual resulta en el regreso de la función normal del nervio o no entumecimiento/hormigueo y un fuerte músculo C8 (fuerza de la flexión de los dedos). Para lograr lo anterior, puede que necesitemos una combinación de tratamientos como ajuste de la columna, movilización, tracción, ejercicios, y/o modalidades (estimulación eléctrica, terapia ligera, ultrasonido u otras).

El Latigazo Cervical y Las Colisiones Laterales

El latigazo cervical es comúnmente estudiado cuando es el resultado de una colisión por detrás donde los pasajeros del vehículo son lesionados por una flexión (al frente) y extensión (hacia atrás) en un movimiento de "latigazo", pero ¿qué sucede cuando ocurre un choque en T?

La respuesta a esta pregunta es muy similar a la de otros tipos de choques, depende de varios factores: el tamaño del vehículo que impacta vs el impactado, la velocidad a la que se produce la colisión, el despliegue o falta de en su lugar de las bolsas de aire, la posición del cuello al momento del impacto, la "complexión" del paciente (delgado y alto vs musculoso), las condiciones del camino, la "elasticidad" y ángulo del asiento, y así sucesivamente. Exclusivo de impactos laterales es la ubicación del impacto al vehículo (frente, en medio, atrás) y tal vez más importante, la falta de espacio entre los pasajeros y el punto del golpe ya que hay una "zona de deformación" relativamente pequeña entre los pasajeros y el costado del vehículo.

Probablemente, uno de los mejores ejemplos de cómo los impactos laterales de diferentes ángulos pueden ser apreciados es pensar en qué le pasa a una persona cuando se suben a los "autos chocones" en la feria local. Aunque numerosas ferias han prohibido ese "juego" actualmente, puede que recuerdes haberlos usado o ver a esos niños "divirtiéndose". Cuando un auto chocón es golpeado en una clásica colisión en T en la parte frontal, el auto chocado comienza a girar y el pasajero se agarra como si su vida dependiese de ello. De manera similar, un impacto lateral a la parte posterior de un auto chocón hace girar el vehículo alrededor del extremo posterior. Cuando el pasajero es consciente de la inminente colisión, se aferra al volante, mete su cabeza subiendo los hombros y se ponen rígidos, y típicamente, no "se sacuden" tanto como aquellos que no anticipan el impacto. Ya que los autos chocones no se deformar o aplastan (es decir, no hay deformación plástica ni daño al vehículo, solo deformidad elástica donde no hay daños ni absorción de energía por el deformamiento del auto), TODA la energía del impacto se transfiere a los pasajeros. Si una persona tiene una bolsa en el piso del auto chocón, puede salir volando y caerse todo lo que lleva. De manera similar, la persona que no está consciente de la inminente colisión saldrá "volando", lo cual dará gran satisfacción al conductor que chocó al vehículo.

Al considerar factores tales como la deformidad plástica o elástica, bolsas de aire laterales, y la pequeña zona de deformación del costado de los vehículos, algunas marcas destacan en su capacidad de proteger a los pasajeros de colisiones laterales.

Generalmente, aquellos vehículos con laterales rígidos y estructuras de techo se ha encontrado que son los mejores en proteger a los pasajeros de lesiones al mantener el espacio de supervivencia y disipar la energía, o fuerza, del impacto lejos de los pasajeros. Los fabricantes que se destacan incluyen Volvo, Mercedes y Subaru. Ellos han tenido los mejores diseños por décadas y siguen a la vanguardia en la protección del pasajero en colisiones laterales. La combinación del diseño de estructuras laterales capaces de absorber energía y la bolsa de aire lateral, ha demostrado ser uno de los factores más importantes en la mejora de la resistencia al choque de un vehículo en colisiones laterales. Las bolsas de aire laterales se hicieron populares en los 1990s y actualmente, más del 95% de todos los automóviles de pasajeros vendidos en los Estados Unidos cuentan con bolsas de aire laterales como equipo estándar.

El Término Latigazo

El término "latigazo" es un argot para una lesión de cuello, un término más adecuado es lesión de aceleración-deceleración Cervical (ADC). Ahora sabes por qué lo llamamos ¡" latigazo"! Sugiere que la cabeza fue forzada a pasar por un rango de movimiento que excede la barrera de nuestro tejido blando, resultando en una lesión de cuello.

Aunque un resbalón, una caída, o incluso una riña, también puede causar una lesión por latigazo, el latigazo cervical suele asociarse con accidentes automovilístico principalmente. El término "síndrome" se refiere a un grupo de síntomas que puede incluir dolor de cuello, dolor de cabeza, cabeza ligera, zumbidos en los oídos, problemas visuales, pérdida de memoria, nausea/vomito, sensibilidad a los ruidos y/o la luz (usualmente asociado con un trauma craneoencefálico leve, o síndrome de pos conmoción cerebral), DCM (mandíbula), dolor irradiado, entumecimiento, y/o debilidad en los brazos, movimientos limitados de cuello, y más. ¡Incluso la espalda baja puede lastimarse en una lesión por latigazo! En otras palabras, una lesión por latigazo puede afectar MUCHAS partes diferentes del cuerpo, y la historia clínica puede variar de caso a caso.

Una lesión por latigazo se diagnostica teniendo la historia completa, prestando gran atención al mecanismo de la lesión – es decir, a qué velocidad ibas tú y el otro conductor, en qué dirección fuiste golpeado (desde el frente, la parte trasera, en lateral, una esquina, combinaciones), qué tamaño tenían los vehículos, ¿estabas volteando al momento del impacto?, ¿te golpeaste la cabeza?, ¿cuáles fueron tus síntomas inmediatos comparado con 30 minutos, 60 miuntos, 3 horas, 6 horas después y la mañana siguiente? ¿Cuándo sentiste los síntomas más intensos? ¿Qué actividades (incluyendo el trabajo) se han visto afectadas y a qué grado? ¿Qué cuidados has tenido en el hogar? y ¿han funcionado? Mientras más podamos aprender del accidente y tus síntomas inmediatos, o cuanto tardaron en comenzar, mejor podemos ocuparnos de tus problemas. La examinación física también es muy importante pues podremos observar la calidad de tu movimiento, postura, reacción al dolor, podremos palpar los músculos para encontrar puntos de dolor, e inflamación de las articulaciones dañadas. También evaluaremos el rango de movimiento de tu cuello y espalda, revisaremos tus funciones neurológicas, y evaluaremos problemas en las extremidades que pudiesen estar presentes. Es más que probable que se te realicen rayos X y "vistas laterales", durante las cuales doblas el cuello hacia el frente y hacia atrás para valorar la estabilidad de tu columna. El comparar esas placas con unas antiguas puede ser muy útil, si tienes alguna llévala contigo. Dependiendo del grado y tipo de lesión, pueden considerarse exámenes adicionales como IRM, EMG/NCV, estudios de laboratorio, y tal vez algunas más.

El tratamiento consistirá de: ocuparnos de los síntomas de inflamación y dolor agudos a través de masajes suaves, movilización y/o manipulación, estimulación eléctrica o una modalidad antinflamatoria diferente y enseñarte cómo aplicar frío y/o calor en la zona afectada, la postura correcta para flexionarte/levantar/jalar y empujar apropiadamente para evitar irritación. También te presentaremos ejercicios, posiciones para dormir adecuadas, y otras técnicas de mejoramiento en casa. Si se necesita, se manejarán cuidados coordinados entre nuestra oficina, su doctor de cabecera, ortopedia y neurología.

Latigazo Cervical... ¿De dónde viene el dolor?

Un latigazo cervical usualmente ocurre como resultado de un choque automovilístico cuando, típicamente, hay hiper-extensión/hiper-flexión en una dirección seguido de un movimiento en la dirección opuesta como el movimiento de un "látigo".

La dirección del impacto típicamente dicta la dirección del movimiento de la cabeza por lo que, si un choque es por detrás, la cabeza se movería al frente y posteriormente hacia atrás. En un choque lateral, el movimiento ocurre de lado a lado. Puede haber dolor en cualquier parte alrededor del cuello, espalda alta, brazos, pecho, y/o la cabeza, dependiendo de los tejidos dañados. Los tejidos blandos como los músculos, los tendones, los ligamentos que mantienen los huesos unidos, los discos amortiguadores de impacto en la parte frontal de la columna vertebral, y/o los nervios que pasan a través de los orificios de la columna y que inervan los brazos y las manos pueden verse afectados por este tipo de lesiones.

Puede haber dolor de mandíbula, dificultad para tragar, problemas de equilibrio / mareos, fatiga, al igual que conmoción cerebral o trauma craneoencefálico leve lo cual puede llevar a una baja concentración, insomnio, y pérdida de la memoria. El dolor de espalda baja y/o dolor de tronco puede ocurrir por el cinturón de seguridad y/o el despliegue de la bolsa de aire.

Las lesiones asociadas con el latigazo cervical pueden llevar a la alteración de la vida diaria, depresión y ansiedad. Puede haber síntomas inmediatos o un retraso en el comienzo, y el dolor con sus discapacidades asociadas puede durar días, semanas, meses, o hasta más tiempo, dependiendo cada caso.

El mes pasado discutimos los grados 1, 2, y 3; o leve, moderado y severo de los esguinces (lesiones al ligamento) y desgarres (lesiones al musculo). Anteriormente, habíamos hablado sobre los métodos para pronosticar los efectos duraderos de la lesión en un sistema de clasificación llamado "síndrome del latigazo cervical" o SLC I, II, III y IV. Aquí, el diferenciador es el dolor sin hallazgos objetivos en los exámenes (SLC I), la presencia de pérdida objetiva de movimiento, pero sin daño neurológico (SLC II) o la presencia de disfunción neurológica mensurable SLC (III). Los estudios han demostrado que la probabilidad de daño prolongado aumenta con cada grado de SLC.

Un mecanismo de lesión de lado a lado o de adelante hacia atrás puede resultar en daño a los ligamentos en la parte posterior de la columna, llamados ligamentos supra- e inter-espinoso, el disco y/o la raíz del nervio que sale de la columna permitiendo al brazo y la mano sentir y ser fuerte (cuando no está interferido o dañado como en un SLC III) y/o el hueso que puede comprimirse cuando la fuerza es lo suficientemente fuerte (SLC IV). Una conmoción cerebral puede ocurrir cuando el cerebro choca contra el interior del cráneo.

¿Por qué sucede?

Lo más común es asociar las lesiones por latigazo con choques automovilísticos, aunque pueden ocurrir por cualquier cosa que resulte en un movimiento súbito de la cabeza – caídas y resbalones, juegos mecánicos, practica algún deporte, y más. Cuando se asocia a un choque automovilístico, usualmente se usan los términos "lesión de aceleración-desaceleración cervical" o "síndrome del latigazo cervical (SLC)", dependiendo de en qué parte del vehículo ocurrió la colisión. Cuando el vehículo impacta a otro por detrás, el término lesión por "aceleración-deceleración cervical" es usado. Por su parte, SLC engloba choques en cualquier parte y también incluye el tipo y gravedad de la lesión. El grado de la lesión se ha descompuesto en cuatro categorías principales, siendo el SLC de grado I el menos severo, y el SLC de grado III la lesión con mayor daño a tejidos blandos. Si existen fracturas, se consideran lesiones de una categoría completamente aparte (SLC de grado IV). Se ha encontrado que mientras más severo el daño a los tejidos blandos (SLC III > SLC II > SLC I), peor es el pronóstico, o la probabilidad de síntomas y afectaciones crónicas.

Una pregunta que escuchamos a menudo es, "¿por qué el cuello es tan propenso a lastimarse en un choque?", la respuesta simple sería por la cabeza, ésta pesa alrededor de 12-15 libras (~5-7 kg) y el cuello es el encargado de soportar ese peso y no todos los cuellos tienen la misma longitud, fuerza, y masa. Esta es la razón por la que las mujeres (especialmente aquellas con cuellos largos y delgados) son más vulnerables a las fuerzas G que se perciben durante un choque y conllevan al SLC. Otra razón por la que puede ocurrir una lesión por latigazo, es la velocidad relativamente "lenta" a la que podemos contraer nuestros músculos voluntariamente (>600 ms) en comparación a la velocidad relativamente rápida a la que se contrae el cuello por la gravedad y peso de la cabeza durante una colisión (~300 ms). Aunque el tiempo del "latigazo" en un choque varía un poco dependiendo de la velocidad de la colisión, el ángulo del asiento, la distancia entre la cabeza y su respaldo, la "elasticidad" del asiento (qué tanto se mueve), el peso de ambos vehículos, la condición de la carretera, si los frenos se bloquean, (…¡y más!), aquí hay un desglose típico de qué sucede durante una colisión posterior (considerando el periodo de tiempo "típico" de 300 ms):

0ms	La parte posterior del vehículo es impactado y el automóvil se dispara hacia el frente y/o se abolla mientras los pasajeros se mantienen estáticos. Aun no se aplica fuerza sobre los pasajeros.
100 ms	El asiento impulsa el torso al frente mientras la cabeza permanece estática (por la inercia).
150 ms	El torso puede "deslizarse" por el asiento hacia arriba (especialmente si está muy reclinado), el cuello bajo es empujado al frente debido a la aceleración del torso/asiento; la parte superior del cuello/cabeza rota y se hiperextiende.
175 ms	La cabeza aún se está movimiento hacia atrás (hiperextensión) mientras el torso comienza a rebotar y acelerar de nuevo hacia el frente, en este punto la cabeza llega al límite de su extensión.
300 ms	Mientras la cabeza, cuello y torso continúan acelerando, el cuello/cabeza se propulsa al frente ("el latigazo") hiperflexionando el cuello.

El grado de la lesión es afectado por todas las condiciones enlistadas anteriormente y más. Por ejemplo, si el respaldo de la cabeza está a más de dos pulgadas (~5 cm) de separación de la parte posterior de la cabeza, y/o si el cuerpo se "desliza" sobre el asiento y sobrepasa el respaldo de la cabeza, puede haber una hiperextensión severa y el tejido blando de la parte frontal del cuello puede estirarse más allá de su límite y/o la parte posterior puede comprimirse en exceso. O si la fase de rebote que ocasiona la flexión excede las capacidades del tejido, la parte posterior del cuello puede sobre-estirarse y la parte frontal sobre-comprimirse.

Síntomas

Latigazo Cervical– ¿Puede Afectar Mi Memoria?

"Doctor, ¿Es normal que la gente después de un latigazo note problemas de la memoria? Parece que no puedo recordar cosas que hice hace poco desde mi accidente de tránsito en Las Vegas."

Esta es una queja común que ocurre como resultado de un latigazo cervical, pero no se sabe comúnmente, dejando a los que la sufren preguntándose, *"... ¿qué está mal?"* El latigazo cervical es una lesión que se produce clásicamente como consecuencia de un accidente de tránsito a cualquier velocidad, ¡incluso a baja velocidad! Esto se debe a que a baja velocidad, hay poco o ningún daño al vehículo, y las fuerzas del accidente no son absorbidas por el metal colisionado. Como resultado, esas fuerzas se transfieren a lo que está en el interior del vehículo – es decir, los pasajeros u ocupantes. A veces, esto ocasiona una herida significativamente mayor en comparación con los accidentes que se producen al doble de velocidad debido a que los últimos impactan en el metal colisionado. La lesión que se produce en el latigazo cervical es causada por el movimiento repentino y rápido de la cabeza que resulta en lesiones de diferentes grados en el cuello, así como a lo que está en el interior del cráneo – es decir, el cerebro. El cerebro literalmente "golpea" las paredes interiores del cráneo cuando la cabeza se acelera rápidamente durante un accidente de tránsito. La lesión resultante es una conmoción cerebral. Lo que es interesante es que la mayoría de los pacientes lesionados en un accidente de tránsito a menudo no mencionan una conmoción cerebral ni se les pregunta en el consultorio del médico, como pasa con otras lesiones, que son más obvias. La condición se refiere generalmente como Síndrome Post Conmoción Cerebral (PCS)

"Doctor, cuando estoy leyendo un libro o una revista, a veces tengo que volver a leer varias veces para comprenderlo. Es como si perdiera la concentración y no me puedo enfocar en lo que acabo de leer. El otro día, estaba hablando con un grupo de compañeros del trabajo y me perdí en medio de la discusión y tuve que preguntar: "... ¿dónde estaba?" me he dado cuenta que esto está sucediendo mucho desde el accidente de tránsito."

Esto puede ser muy embarazoso, frustrante y aterrador para los pacientes que sufren de PCS. Otros síntomas asociados incluyen dificultad para enfocarse, visión borrosa, dolores de cabeza, dificultad para pronunciar ciertas palabras, dificultad para entender lo que se dijo, dificultad para recordar números de teléfono, direcciones, fechas de nacimiento y así sucesivamente. Estos síntomas pueden variar de leves a severos y pueden ser muy perjudiciales, por lo que el trabajo y las tareas diarias resultan ser desafiantes.

¿Cuánto dura? El PCS se puede eliminar por completo de 2 a 6 meses sin problemas o, puede durar 2 años o más, e incluso llegar a ser un efecto permanente del accidente de tránsito. Un estudio informó que el problema persiste después de un plazo de 2 años en cerca del 20% de los lesionados 2 años antes. Este estudio sugiere que aproximadamente 1 de cada 5 personas pueden seguir sufriendo PCS y problemas relacionados con el cerebro por lo menos 2 años después de un accidente de tráfico en Las Vegas.

Como quiroprácticos, estamos capacitados para hacer una historia clínica, un examen ortopédico y neurológico, y las preguntas específicas acerca de la lesión cerebral traumática leve. Es importante discutir esta información con aquellos que sufren de lesiones de latigazo cervical ya que los pacientes PCS piensan que es algo "... muy grave" y albergan una ansiedad innecesaria.

Como manejar un latigazo cervical

La lesión conocida como latigazo cervical, se produce casi siempre como resultado de un accidente de tránsito. Sin embargo también es común en ciertos deportes y durante el trabajo. Luego de producido un latigazo cervical, se ven afectadas varias estructuras anatómicas del cuello: las vértebras, los ligamentos, los músculos e incluso el sistema nervioso.

El latigazo cervical se genera cuando la cabeza realiza un movimiento brusco involuntario, en el que el cuello se desplaza hacia adelante, atrás o a los costados. Este desplazamiento es muy intenso y se produce en un lapso muy breve de tiempo, por lo que la inercia genera una lesión. Dicha lesión surge debido a que se ha producido un movimiento que excede los límites fisiológicos, colocando a los ligamentos y músculos de la columna en hiperextensión o hiperflexión.

Muchas veces luego de este accidente, las vértebras se desplazan de su posición habitual e incluso puede haber desgarro de los discos vertebrales. Paralelamente puede acontecer una inflamación de las fibras nerviosas aledañas. Debido a que muchas veces los síntomas no se manifiestan de inmediato, los pacientes no suelen acudir a tiempo, y cuando lo hacen, han aparecido lesiones crónicas más complejas.

Síntomas típicos del latigazo cervical

- Dolor de cuello y de cabeza. Muchas veces el dolor se extiende a la espalda.
- Hormigueo producido por el desgarro muscular.
- Cuello rígido.
- Dolor en brazos, manos, piernas, etc.
- Cansancio.
- Nauseas.
- Dolor facial.
- Disfagia (dificultad para tragar).

Que es lo que hace el quiropráctico

Inicialmente, este profesional realizará un exhaustivo examen y recopilara datos acerca del incidente. En este sentido, hay que destacar que el quiropráctico evalúa al paciente en su integridad, pues es muy importante establecer una historia correcta que permita hacer un correcto diagnóstico y un plan de tratamiento adecuado.

De esta forma, el quiropráctico empleará todos los recursos existentes dentro de esta rama de la medicina, para lograr un alivio de síntomas y una recuperación funcional que permita que el paciente continúe con su estilo de vida habitual.

Las lesiones por latigazo cervical pueden complicarse mucho tiempo después del accidente

Como demuestran las estadísticas, cerca de un 25% de las víctimas de latigazo cervical, padecen lesiones crónicas e incluso discapacidad que requiere de tratamiento médico complejo. Pero eso no es todo, uno de siete pacientes con latigazo, padece de dolor crónico, incluso hasta tres años después de ocurrido el accidente. Cualquier lesión generada en el cuello y espalda, como producto de un accidente automovilístico o cualquier otro tipo de accidente, casi con toda seguridad interferirá con la rutina diaria y el desempeño personal. Las lesiones generadas por el latigazo cervical son bastante desagradables ya que el dolor suele afectar a zonas muy sensibles como los brazos, hombros, espalda y cuello.

El latigazo cervical, es la lesión, más comúnmente asociada con accidentes que afectan a la espalda y cuello, y que generalmente son generadas por eventos automovilísticos, agresiones, caídas, accidentes laborales y deportivos. El latigazo se genera cuando la cabeza de una persona, se desplaza de forma violenta hacia adelante, debido a un impacto proveniente desde atrás, para luego desplazarse en sentido contrario. También puede deberse a desplazamientos laterales. Ese tipo de lesiones, afectan a los tejidos suaves del cuello, en especial a los músculos, tendones y ligamentos y se generan por la aplicación de una fuerza anormal sobre el área cervical, la que genera un movimiento del cuello, más allá de su rango fisiológico normal.

Los principales síntomas asociados con el latigazo cervical, incluyen dolor en el cuello, inflamación cervical, espasmo muscular, inflamación, dolor de cabeza, restricción en los movimientos y dolor irradiado desde el cuello hacia los hombros y la espalda. Incluso, muchas víctimas del latigazo cervical, experimentan otros síntomas como fatiga, náuseas y mareos. Un tratamiento adecuado y a tiempo, puede evitar la aparición de síntomas crónicos complejos. El tratamiento habitual en estos casos, suele estar a cargo de un quiropráctico, quien luego de hacer un minucioso diagnóstico, implementará una terapia de rehabilitación según cada caso.

¿Puede un Accidente de Tránsito a Baja Velocidad Causar una Lesión Cerebral?

Sin duda hay un gran interés por la conmoción cerebral en estos días, debido a lesiones relacionadas a películas, fútbol y otros deportes. Las conmociones cerebrales NO es en lo primero que pensamos en un accidente de tránsito a baja velocidad, pero si ocurren. Entonces, ¿con qué frecuencia ocurren las conmociones cerebrales?, ¿cómo sabe alguien si la está sufriendo?, y ¿suele ser permanente o a largo plazo?

Estas son algunas estadísticas interesantes: 1) Se estimó que la tasa de incidencia de conmociones cerebrales con resultados fatales y hospitalizaciones en 1994 era de 91 / 100.000 (~ 1%); 2) Cada año en los Estados Unidos, por cada persona que muere a causa de una lesión cerebral, cinco son hospitalizados y 26 buscan tratamiento para una conmoción cerebral; 3) Alrededor del 80% de las conmociones cerebrales se consideran leves; 4) Muchas conmociones cerebrales son el resultado de accidentes de tránsito, pero poco se sabe o se ha reportado sobre sus características. 5) La mayoría (alrededor del 80%) de las conmociones cerebrales mejoran en un plazo de tres meses, mientras que el 20% presentan síntomas durante más de seis meses, pudiendo incluir problemas de memoria y depresión.

En un estudio, los investigadores monitorearon a las víctimas de los accidentes de tránsito que fueron hospitalizados y se determinó que un 37,7% fue diagnosticado con una conmoción cerebral, y el 79% de estas fueron menores o leves. En contraste con las conmociones cerebrales más graves, las contusiones leves ocurren con más frecuencia en las mujeres, en los conductores más jóvenes, y en los que usaban cinturones de seguridad al momento del accidente.

Como se dijo anteriormente, no creemos que nuestro cerebro resulte tan lesionado en un accidente de tránsito como otras áreas de nuestro cuerpo – como el cuello. De hecho, la MAYORÍA de los pacientes sólo habla del dolor y su quiropráctico tiene que preguntarles específicamente por los síntomas relacionados con el cerebro.

¿Cuáles son las probabilidades de una lesión permanente?

Estoy seguro que ha oído a alguien diciendo,"... usted no está realmente lesionado, solo está muy adolorido" O, "... ¡que la persona no está realmente adolorida, tan solo quiere el dinero! "Aunque hay casos que puedan adecuarse a este escenario, la mayoría de las personas que sufren lesiones en un accidente de auto en las Vegas con mucho gusto hacen cualquier arreglo para devolver su salud y a veces su vida de nuevo. Así que ¿en qué parte de este proceso se encuentra la verdad? ¿La mayoría de la gente "falsifica" sus quejas? ¿O están realmente adoloridos? Y, ¿hay alguna manera de determinar quién tiene más probabilidades de sufrir con problemas a largo plazo después de que su caso ya se haya instalado?

Para responder a esta pregunta, el Grupo de Trabajo de Quebec (QTF), publicó dos estudios para investigar qué tipos de lesiones de latigazo cervical, o los que ellos denominan "síndrome del latigazo cervical" (WAD), causada en un extremo posterior o de impacto lateral en un accidente de tráfico podría terminar sin perjuicio residual frente a aquellos más propensos a convertirse en discapacitados permanentes o con impedimentos. El primero de los dos estudios publicados en 1995 introdujo 3 categorías de lesiones:

1. Las personas con dolor de cuello, rigidez, o flacidez; - sin (examen) ni hallazgos clínicos;
2. Molestias en el cuello y hallazgos clínicos, incluyendo disminución de los rangos de movimiento del cuello;
3. Molestias del cuello y pérdida de la función neurológica incluyendo entumecimiento o debilidad en la fuerza del brazo y/o reflejos alterados.

El QTF propuso investigar si este enfoque podría de hecho predecir con precisión más casos contra las probabilidades de terminar con discapacidad significativa o con problemas en curso. Ellos publicaron estos resultados en 2001 y encontraron que si dividían la segunda categoría en dos grupos, aquellos que tienen pérdida de movimiento del cuello en contra de los que no la tienen, aquellos pacientes que quedaron en el segundo grupo (con la pérdida de movimiento del cuello) y el 3er grupo (los que tienen signos neurológicos) eran más propensos a sufrir una discapacidad a largo plazo en comparación con los de los grupos 1 y 2 (sin pérdida de movimiento del cuello). Sin embargo, estas conclusiones han sido cuestionadas por muchos como demasiado simples, ya que no incluyen los problemas psicológicos como la depresión, la ansiedad y las pocas habilidades de afrontamiento, las cuales juegan un papel importante en la predicción de la discapacidad a largo plazo. Además, las estrategias de tratamiento deben incluir aspectos para tratar el trastorno de estrés postraumático, la ansiedad, la depresión y afrontamiento, no sólo los aspectos biológicos de las lesiones. Un estudio convincente publicado en 2008 hizo 226 estudios sobre este tema e informó 7 factores pronósticos y encontró que el 50-75% de las personas con dolor de cuello actual se quejan de dolor de cuello otra vez en 1-5 años más tarde. La edad avanzada y los factores psicosociales que incluyen la salud psicológica, los patrones de afrontamiento, y la necesidad de socializar fueron los predictores más fuertes. Otros tres predictores potenciales que requieren más investigación incluyen la presencia de artritis, factores genéticos, y las políticas de compensación.

La línea de fondo o el mejor consejo para reducir al mínimo las posibilidades de sufrir un dolor en el cuello crónico después de un accidente de auto en Las Vegas es no dejar de vivir. Es decir, continuar con el trabajo y las aficiones tanto como le sea posible para que no caigan en la espiral negativa de la discapacidad. Si siente un desliz, busque ayuda más pronto que tarde. El alivio del dolor y la restauración de la función son metas fuertes y la quiropráctica ha encontrado ser una de las primeras y más eficaces formas de tratamiento recomendados por todas las guías de tratamiento publicadas en el manejo del latigazo cervical. La comparación con los efectos secundarios potenciales de los medicamentos conllevan a una lista significativa de efectos negativos, mientras que la quiropráctica tiene muy pocos, y una serie de beneficios positivos.

Principales síntomas y su tratamiento

El latigazo cervical, es una lesión en el cuello, causada por un incremento inesperado en las fuerzas de aceleración y desaceleración. Esta lesión afecta tanto a los tejidos blandos como a las estructuras óseas en el cuello y áreas circundantes. Los especialistas llaman a las lesiones serias generadas a partir de un latigazo cervical, "alteraciones asociadas al latigazo". A continuación mencionaremos cuáles son los síntomas principals asociados con las lesiones de latigazo cervical.

Dolor cervical.-Muchas personas que padecen de dolor cervical crónico, han tenido algún accidente que ha generado una lesión de latigazo cervical.

Insomnio.-Este es otro síntoma común en las personas que han sufrido un latigazo cervical. En estos casos, hay una tendencia progresiva a padecer de desórdenes del sueño.

Desorientación. -Muchas personas que sufren de latigazo cervical, se sienten desorientadas y confundidas.

Dolor en la espalda.-Este es otro síntoma común que suelen experimentar los pacientes que han tenido accidentes automovilísticos, laborales o deportivos.

Ira.-Las personas que experimentan dolor crónico, suelen reaccionar de forma iracunda frente a cualquier estímulo, por más leve o insignificante que este sea.

Aislamiento social.-Las personas con síntomas crónicos generados por latigazo cervical, tienden a aislarse del resto de personas. En algunos casos es recomendable acudir a un especialista en psicoterapia para lograr una rehabilitación social y emocional.

Visión borrosa.-Es otro síntoma asociado al latigazo cervical. Es un síntoma que puede empeorar progresivamente y que puede afectar notablemente el desempeño laboral del estilo de vida. Espasmo muscular.- Este también es uno de los síntomas más frecuentes.

Tratamiento

El tratamiento del latigazo cervical, suelen estar a cargo de un quiropráctico especialista. Por lo general el primer paso consiste en el uso de un collar cervical suave que ayuda a reducir el rango de movimiento del cuello y lo protege de potenciales lesiones futuras. Luego de que el tratamiento inicial, el paciente debe desarrollar una terapia física. La recuperación de las lesiones generadas por el latigazo cervical supone un compromiso por parte del paciente y una atención adecuada realizada por un especialista quiropráctico.

Síndrome del Latigazo Cervical: Zumbidos en los Oídos

El término "latigazo cervical", generalmente nos hace pensar en dolor de cuello, dolor de cabeza, y/o rigidez de cuello. Sin embargo, hay otros síntomas asociados con el latigazo vertical en los que no solemos pensar, como los zumbidos en los oídos o tinnitus. Aun sin latigazo cervical, hay muchas personas que experimentan ocasionalmente zumbidos o sonidos de algún tipo en los oídos. Los zumbidos pueden parecer que van al ritmo de los latidos del corazón o en la cadencia con su respiración y es más común después de los 40 años de edad y entre los hombres. Este sonido puede ser un zumbido, campanillas, rugido, silbido, o ruido agudo que usualmente dura solo unos segundos o minutos como máximo. Así que, piensa en esas veces que has notado el tinnitus y pregúntate, "¿...Cómo me afectaría si ese ruido no se detuviese jamás o durara horas?"

Antes de discutir la relación entre el tinnitus y el latigazo cervical, veamos algunos datos sobre el tinnitus. Hay dos tipos principales de tinnitus: pulsátil y no pulsátil. El tinnitus pulsátil es causada a menudo por sonidos creados ya sea por problemas de circulación de la sangre a la cara o el cuello, los movimientos de los músculos cerca del oído, o cambios en el canal auditivo. El tinnitus no pulsátil usualmente es causada por problemas en los nervios auditivos en uno o ambos oídos. Este último se describe a veces como un sonido procedente del interior de la cabeza. La causa más común de tinnitus es por pérdida de la audición por la edad - técnicamente llamado presbiacusia. Sin embargo, también puede ser resultado de trabajar o vivir en un entorno ruidoso. El tinnitus puede ocurrir con muchos tipos de pérdida de audición y puede ser un síntoma de casi cualquier trastorno del oído. Otras causas comunes incluyen la acumulación de cerumen, efectos secundarios de ciertos medicamentos (aspirina, antibióticos), demasiada cafeína o alcohol, infecciones de oído - que puede llevar a la ruptura del tímpano, problemas dentales, problemas mandibulares, por una cirugía o radioterapia en la cabeza o el cuello, un cambio brusco en la presión ambiental (viajes en avión, elevadores, buceo), pérdida de peso severa por malnutrición o dieta, paseos en bicicleta con el cuello extendido durante largos periodos de tiempo, presión alta, condiciones nerviosas (MS, migrañas, dolor de cabeza), así como otras condiciones como neuroma acústico, anemia, laberintitis, enfermedad de Meniere, otosclerosis, y enfermedad de la tiroides.

La buena noticia es que la mayoría de las veces, el tinnitus va y viene y no requiere tratamiento. Cuando el tinnitus está asociado con otros síntomas, no mejora ni desaparece, o sólo se presenta en un oído, es conveniente consultar con un médico de quiropráctica. La manipulación espinal quiropráctica y otros enfoques tratamientos quiroprácticos suelen ser muy útiles para resolver el tinnitus con la ventaja de evitar medicamentos, los cuales tienen efectos secundarios. Los enfoques quiroprácticos también son sumamente efectivos cuando el tinnitus se acompaña de mareos o vértigo, lo cual usualmente requiere tratamiento aplicado a la parte superior del cuello.

Entonces, ¿cómo causa tinnitus un latigazo cervical? Hay causas principales, así como secundarias que dan lugar a que el tinnitus aparezcan después de latigazo cervical. Después de mirar la larga lista de causas mencionadas anteriormente, trauma directo en la cabeza como golpear la ventana lateral, la parte trasera del asiento, el volante, espejo y/o parabrisas parece evidente. Causas secundarias a menudo involucran problemas mandibulares, que generalmente se lesiona en el latigazo cervical. Por sí mismo, los problemas de mandíbula pueden causar dolor en el oído, tinnitus, vértigo (mareo), pérdida de la audición y dolores de cabeza. Porque muchos de los nervios que inervan el cuello y la cabeza surgen del cuello y de los nervios craneales, la manipulación de la columna del cuello y ciertas manipulaciones craneales pueden tener un notable beneficio en el tratamiento de tinnitus ocasionado por un latigazo cervical.

Latigazo, ¿Qué está pasando en mi cabeza?

El tirón/latigazo o SLC (Síndrome del latigazo cervical) son términos usualmente conectados con accidentes automovilísticos y lesiones de cuello, pero ¿qué ocurre si una lesión en la cabeza o un traumatismo craneoencefálico (TCE) se presenta junto al SLC?

Nuestro cerebro está suspendido por ligamentos dentro del cráneo de los cuales se desprenden nervios y salen del cráneo a través de pequeños agujeros ("foramen") que se sitúan cerca de las órbitas (ojos), oídos, la base del cráneo, y más. Estos nervios ayudan en funciones importantes como la habilidad de hacer caras chistosas, masticar, mover los ojos, oler, escuchar, saborear, ver, tragar, hablar/cantar, sacar la lengua, encoger los hombros, ¡e incluso ayudar en la regulación del ritmo cardiaco y la digestión! En una colisión automovilística, por la forma en que el cinturón de seguridad cruza con un ángulo frente al pecho, los estudios han encontrado que es SUMAMENTE IMPROBABLE que la cabeza y el cuerpo se muevan en línea hacia el frente y hacia atrás simultáneamente. En cambio, el tronco y la cabeza rotan o giran en el proceso de ir hacia adelante y hacia atrás del "latigazo". Esto se intensifica si la cabeza estaba volteada al momento del impacto, como si estuviese viendo un espejo o mirando a un pasajero. El movimiento de giro lastima al cerebro pues éste colisiona con las paredes del cráneo, dañando las delicadas fibras nerviosas que permiten la comunicación entre distintas partes del mismo, este daño puede conllevar a "dificultades cognitivas" como perder una idea a la mitad de la oración, dificultad para "encontrar las palabras" en una conversación, y/o dificultad para recordar números o realizar cálculos simples. Fatiga, irritabilidad, insomnio, dolor de cabeza, cuello o cuerpo, agitación y demás síntomas están TODOS relacionados con la conmoción cerebral, SLC, TCE, síndrome posconmoción, ¡o cómo deseemos llamarlo!

Diversos estudios han demostrado que la cabeza NO tiene que golpearse contra algo para resultar en TCE. El movimiento de latigazo por sí mismo es suficiente para causar una lesión cerebral. Como se ha discutido anteriormente, hay muchos factores que determinan el nivel de lesión incurrida en un accidente automovilístico, tal como el tamaño de los vehículos, la velocidad de choque y el consecuente daño al automóvil, el cuello largo/Delgado contra corto y grueso (las mujeres tienen el mayor riesgo), la posición de descanso de la cabeza, la posición de la cabeza al momento de impacto, el ángulo y elasticidad del asiento, y más. Estos factores hacen sumamente difícil, si no imposible, reconstruir perfectamente un accidente vehicular, incluso en un choque ligero.

Regresando a la cabeza y el latigazo, hay pruebas que pueden realizarse para determinar el grado de daño de TCE, aunque se debate qué enfoque es el mejor. El tratamiento por un grupo multidisciplinario incluyendo neuropsicología, psicología clínica, nutricionistas y quiroprácticos, en conjunto con medicamentos, masajes terapéuticos, pulsos de campo magnético y acupuntura es considerado como el enfoque más exhaustivo y tal vez el mejor. Las "buenas noticias" sobre el TCE es que la mayoría de los pacientes se recuperan dentro de los primeros tres a seis meses después de la colisión, pero para aquellos que no es así, el TCE puede dejar secuelas permanentes. Los doctores en quiropráctica están entrenados para reconocer y evaluar este tipo de lesiones y brindar tratamiento, consejos, asesoramiento nutricional y frecuentemente "hacer equipo" con otros especialistas con el fin de que "vuelva a la normalidad" lo más rápido posible.

¿De dónde viene el dolor?

La palabra latigazo es un argot para referirse a una lesión en el cuello asociada típicamente con choques automovilísticos. Un mejor término para hablar sobre un "latigazo" cervical, es el "síndrome de latigazo cervical" (SLC) pues éste incluye un historial especifico y resultados de pruebas y exámenes.

Un choque, normalmente, está compuesto de dos fases: 1) una fase de aceleración seguida de 2) una fase de desaceleración. Las heridas o lesiones pueden suceder en cualquiera de estas fases dependiendo de lo siguiente: 1) La dirección o ángulo del impacto (de frente, por detrás, en la lateral, etc.); 2) el tamaño de los vehículos involucrados; 3) la velocidad a la que iban los automóviles; 4) el tamaño del cuello (corto y ancho o largo y delgado); 5) la dirección a la que rotó la cabeza al momento del impacto; 6) la posición de la cabecera (lo mejor es que esté a menos de 1 pulgada de la parte posterior de la cabeza y levantado hasta los oídos); 7) el ángulo y "elasticidad" del asiento; 8) el uso y posición del cinturón de seguridad; 9) la anticipación al impacto; y 10) las condiciones del camino (seco, mojado o resbaloso), entre otras cosas.

Anatómicamente, los músculos y/o tendones que los unen, los ligamentos que sostienen firmemente los huesos, las fascias (o la cobertura de los músculos), los huesos, uniones, piel, nervios, y/o vasos sanguíneos están expuestos a sufrir lesiones; todo se reduce a los diez o más factores que se mencionaron previamente, y como se discutió en el tema del mes pasado (TEPT), a si hay conmoción cerebral y el qué tan bien reaccione o se acople a su lesión la persona afecta (psicológicamente hablando). Obviamente, ¡son MUCHOS los factores que afectan el resultado de una lesión por latigazo!

Una de las partes más vulnerables del cuello, que se lastiman con frecuencia, son las pequeñas articulaciones cigapofisarias y/o sus cubrimientos (llamadas cápsulas articulares), lo cual se conoce como un esguince cervical de grado II. Imagina que la vértebra cervical es un tripié con una pierna más larga y ancha que las demás, representando las vértebras y discos que absorben impactos. Esta pierna es la que se encarga de sostener la mayor cantidad de peso en el tripié, llegando a soportar hasta un 80% del peso. Las otras dos piernas, representan las articulaciones cigapofisarias que se encuentran en la parte posterior de las vértebras y abren y cierran cuando vemos hacia abajo (se abren) o hacia arriba (se cierran). Cuando giramos la cabeza, el movimiento es realizado principalmente por las primeras dos vértebras por encima del cuello, las lesiones en esa zona comúnmente ocurren al girar la cabeza, lo cual es resultado ya sea del ángulo de la parte superior del cinturón de seguridad y/o de si la cabeza giró por el impacto. *En otras palabras, es probable que siempre haya movimiento lateral de la cabeza en la mayoría de los choques por la posición del ángulo del cinturón de seguridad al cruzar el pecho.* Cuando la cabeza se mueve súbitamente, hay riesgo de conmoción cerebral o daño al cerebro; los estudios han demostrado que los delicados axones y las fibras nerviosas pueden, literalmente, retorcerse o desgarrarse por la rotación de la cabeza. Además, está BIEN ESTABLECIDO que la cabeza NO tiene que golpearse contra algo para provocar una conmoción cerebral, pues la fuerza del cerebro chocando con las paredes internas del cráneo es más que suficiente para lograrlo.

Otra lesión un poco menos conocida relacionada con el SLC es la interferencia de la raíz del nervio mientras ésta sale de la espina (conocida como un esguince de grado III). Imaina que los nervios son los cables entre un apagador y la bombilla, cada uno está conectado a un área específica por donde pueden "correr". Por ejemplo, si hay entumecimiento u hormigueo en el pulgar o dedo índice, puede significar que el nervio C6 está interferido en alguna parte entre la columna y los dedos. Como parte de los exámenes para determinar la condición de la lesión, también realizamos pruebas específicas de debilidad muscular en cada uno de los nervios asociados a ello para identificar al principal culpable, ya que cuando un nervio es interferido, pueden ocurrir problemas sensoriales y/o motores, lo cual se valida con una prueba neurológica. El disco es básicamente como una "dona de jalea" donde la jalea está localizada en la parte central del disco, la cual se mantiene en posición gracias a tejidos fibroelasticos (llamados anillos fibrosos). Cuando esta "jalea" (llamada núcleo pulposo) logra escapar del "anillo" exterior y empuja contra los nervios, puede ocurrir pérdida de sensibilidad y/o debilidad en músculos específicos. Como quiroprácticos, ¡te examinaremos cuidadosamente y te ofreceremos varios tratamientos altamente efectivos!

Mitos

Mitos comunes sobre el Latigazo Cervical

El latigazo cervical es comúnmente asociado con el movimiento rápido e incontrolado de la cabeza al sacudirse hacia atrás y hacía adelante durante un choque. Aunque diferentes tipos de lesión se asocian con colisiones traseras, frontales o laterales; el resultado neto es similar: ¡El cuello duele! Este mes, revisaremos varios "mitos" o mentiras asociados con la causa de un latigazo cervical o SLC, síndrome de Latigazo Cervical.

Mito #1: LOS HOMBRES SON MÁS PROPENSOS A LESIONARSE PORQUE TIENEN MAYOR MASA MUSCULAR EN EL CUELLO

HECHO: ¡Es justo lo opuesto! Las mujeres son más vulnerables porque tienen MENOS masa muscular, y, por lo tanto, menos tejido deteniendo el cuello de moverse por un rango más amplio durante el "latigazo". Las mujeres con cuellos largos y delgados, son especialmente vulnerables. También necesitan más tiempo para recuperarse y son más propensas a tener síntomas o problemas residuales mucho después de terminar su tratamiento.

Mito #2: SOLO PUEDES TENER UNA CONMOCIÓN CEREBRAL SI TE GOLPEAS LA CABEZA.

La realidad es que esto puede sonar lógico porque la mayoría de las conmociones cerebrales ocurren por un traumatismo directo. Sin embargo, durante el proceso del movimiento "látigo" el cerebro, el cual está suspendido por estructuras de ligamentos en el cráneo, bañado en líquido, puede literalmente estrellarse con las paredes internas del cráneo resultando en una conmoción cerebral solo por ese proceso, sin golpear algo físico. Pueden ocurrir síntomas permanentes como problemas de memoria, para hilar pensamientos, para mantenerse concentrado, y más. Eso suele llamarse "síndrome de poscomoción cerebral" o "traumatismo craneoencefálico leve"

Mito #3: SI NO SE VE NADA EN LOS RAYOS X, NO HAY LESIONES.

A menudo, en la Sala de Urgencias después de un choque automovilista, se toman placas de rayos X y son leídos por un radiólogo como "...básicamente normales." Esto puede ser confundido como "...Entonces no hubo lesión." Los rayos X solo muestran los huesos de la región del cuello y la cabeza, no los músculos, tendones, ligamentos o nervios. Un IRM (Imagen por Resonancia Magnética) muestra estos "tejidos blandos", no solo los huesos. Pero, debido al alto costo del estudio IRM, los rayos X se practican primero y después, solo si los síntomas lo justifican, se ordena un IRM. Una lesión de tejido blando a los ligamentos (el tejido que mantiene unidos los huesos) puede evaluarse cuando se toman placas de Rayos X de flexión/extensión (o flexionándose al frente y hacia atrás), pero muchas veces estos no se ordenan en las salas de emergencias.

Mito #4: UN POCO DE REPOSO Y EL TIEMPO SERÁN SUFICIENTE PARA RECUPERARSE DE UNA LESIÓN POR LATIGAZO.
Aunque el tiempo de reparación juega un papel importante en la recuperación después de cualquier lesión, muchos pacientes consideran que este enfoque no es funcional y su dolor persiste. De hecho, los estudios sugieren que moverse y manipular la zona afectada tan pronto como sea posible después de la lesión, produce resultados significativamente mejores en comparación con el uso de collarín y la inmovilización del cuello. Las lesiones por latigazo, cuando no se tratan correctamente, suelen resultar en dolor de cabeza, pérdida permanente del movimiento, dolor, y más. El enfoque de "reposo y el tiempo" debería ser reemplazado por el modelo de medicina deportiva de frío/caliente, modalidades como interferencial, estimulación por pulsos magnéticos, terapia de luz o láser, masajes, tracción cervical y ejercicios guiados. No, "...Espera y verás."

Regresa el próximo mes para ver más mitos sobre el latigazo cervical, ¡pues hay muchos! Ten por seguro que la atención quiropráctica oportuna es el mejor enfoque para tratar una lesión por latigazo.

Estamos conscientes que cuenta con muchas opciones a la hora de elegir con quien y dónde asistirá para su tratamiento. Si usted, un amigo o algún familiar requirieren tratamiento o cuidados para una lesión por latigazo, o esguince cervical, apreciaríamos sinceramente la confianza que nos dé al elegirnos y esperamos poder servirle a usted y a su familia ahora y en el futuro.

Mitos comunes sobre el Latigazo Cervical - Parte 2

El pagina pasado, hablamos sobre los mitos más comunes de las lesiones por latigazo y continuaremos por ese camino. Recuerda, la cantidad de lesión que ocurre en una lesión por aceleración/deceleración depende de varios factores, algunos de los cuales incluyen el género (mujeres>hombres), tipo de cuerpo (alto y delgado = peor), la cantidad de daño al vehículo (algunas veces poco es malo ya que la energía del golpe no es absorbida por el crujir de los metales), la posición de la cabeza al momento del impacto (a un costado es peor que estar viendo al frente), y más. Por lo tanto, cada caso DEBE ser examinado individualmente, no sólo analizado con base en una formula o la reconstrucción del accidente.

Mito #5: DEBE HACER CONTACTO DIRECTO CON EL CUELLO PARA QUE PUEDA OCURRIR UNA LESIÓN.

Una lesión en el cuello se ocasiona comúnmente por el movimiento rápido y descontrolado de la cabeza durante el proceso de "latigazo", obligando al cuello a moverse más allá de su rango normal de movimiento en dirección frontal/posterior (si es una colisión frontal o posterior) o en ángulo, si tenías la cabeza inclinada o la estabas girando al momento del impacto. Cuando esto sucede, los ligamentos que mantienen los huesos juntos se estiran y se rompen de una forma leve, moderada o severa, dependiendo de la cantidad de fuerza. Una vez estirado, el aumento de movimiento entre las vértebras afectadas ocasiona que los ligamentos, cuando se estiran, no regresen a su longitud original y, al igual que un severo esguince de tobillo, puede haber problemas adicionales en el futuro. Este exceso de movimiento entre las vértebras puede llevar a un tipo de artritis acelerada, y a menudo aparece en un lapso de 5 años posterior a un esguince cervical o una lesión por latigazo.

Mito #6: LOS CINTURONES DE SEGURIDAD EVITAN LESIONES POR LATIGAZO.
Es seguro decir que el uso del cinturón de seguridad salva vidas y que es la ley -por lo tanto, ¡USA TU CINTURÓN DE SEGURIDAD! Los cinturones de seguridad nos protegen de golpearnos contra el parabrisas o peor, de salir disparados del vehículo. Pero, en cuanto a prevenir un latigazo cervical, en algunos casos (como colisiones a baja velocidad donde la mayor parte de la fuerza se transfiere a los pasajeros), puede ser todo lo contrario. (¡Esto no es excusa para no usar cinturón de seguridad!) La razón por la que los cinturones de seguridad pueden favorecer el

mecanismo de lesión es porque cuando el pecho o tronco se sujeta firmemente contra el asiento del carro, la cabeza realiza un arco más pronunciado del que haría si el tronco estuviese libre, forzando a la mandíbula a moverse hacia el pecho y/o a la parte posterior de la cabeza a impulsarse más hacia atrás.

La mejor manera de minimizar la lesión por latigazo es tener un bien diseñado sistema de cinturón de seguridad donde la altura del arnés del pecho pueda ser ajustado a la altura del conductor para que la restricción del pecho no llegue a tocar la parte superior del pecho o el cuello. Mueve el ajuste lateral para que el cinturón pectoral cruce entre los pechos (esto también reduce el riesgo de lesión a los senos) y se limite a o cerca de la altura del hombro (no muy arriba). Otra manera de prevenir la lesión por latigazo es posicionar el reposacabezas suficientemente alto (típicamente por encima del oído) y cerca de la cabeza (a no más de .5 a 1 pulgada) para que el reposacabezas detenga el movimiento hacia atrás durante el "latigazo". Además, mantén el asiento más vertical que reclinado para que el cuerpo no se deslice hacia arriba disparando la cabeza por encima del reposacabezas.

Hechos

10 cosas que deberías saber sobre el latigazo cervical (Parte 1)

Se dicen muchas cosas sobre el latigazo cervical que son total o parcialmente falsas. Así que veamos algunos "HECHOS":

1. **El dolor NO es el único síntoma**: Aunque el dolor en el cuello y/o área del hombro es el síntoma más común asociado con una lesión por latigazo, revisa y busca otros síntomas como (pero no limitados a) dolores de cabeza, entumecimiento/hormigueo en los brazos, nausea, dificultad para tragar, mareos, poca concentración, dolor de mandíbula, visión borrosa, zumbidos en los oídos, y más. Muchos de estos síntomas pueden no manifestarse hasta días, semanas, o meses después del choque.

2. **Sí pueden ocurrir lesiones en la columna cervical a bajas velocidades**: No se necesita mucha fuerza para lastimar el cuello. De hecho, velocidades de tan sólo 5-10 mph (8-16 km/h) pueden generar fuerzas G significativas y suficientes para lesionar los tejidos blandos (músculos, tendones, ligamentos, y discos) en el cuello. Los factores que influyen en la probabilidad de una lesión son (pero NO están limitados a) el

tamaño/peso de los vehículos y su diferencia de velocidades, la zona y dirección de impacto, la posición del respaldo para la cabeza, si el asiento falla, el ángulo en el que está, su "elasticidad" y altura, la condición del suelo, y más.

3. **Que no sufra daños el vehículo NO significa que no hayas sufrido una lesión**: Como se mencionó en el punto #2, las colisiones a baja velocidad pueden generar la fuerza suficiente para lastimar el cuello. Es importante saber que un choque por la parte trasera a 8 mph (~13 km/h) puede resultar en una fuerza de aceleración de 2g del vehículo impactado y una fuerza de aceleración de 5g en las cabezas de los pasajeros, y todo eso entre 250-300 ms después del impacto (1 g = aceleración de aproximadamente 32 ft/s o 10 m/s). Si el metal del automóvil se deforma ("deformación plástica"), la energía es absorbida durante la acción y se transfiere MENOR cantidad a los pasajeros, si no se deforma, ocurre lo contrario; así que, para evitar lesiones es MEJOR que el vehículo sura daños (¡contrario a lo que podrías pensar!). Algunos estudios muestran que un impacto de 10 mph (~ 16 km/h) puede producir un daño de sólo 2-5 pulgadas o 6.35 cm (sobre todo a la defensa trasera). A menudo, tienes que arrastrarte debajo del vehículo para ver el daño.

4. **Una inusual curva S se ha identificado cuando el impacto es por detrás**: Hay 7 vértebras cervicales, las cuales forman una curva de 35-40° en

forma de C llamada lordosis. Cuando ocurre una colisión por detrás, la cabeza permanece estática por los primeros 50-75 ms después del impacto mientras el asiento mueve al torso y al resto del cuerpo hacía adelante; en ese breve instante, se forma una curva en S (flexión en la mitad superior y extensión en la mitad inferior). Esta curva anormal ocurre ANTES de que la cabeza se hiperextienda, golpeando posiblemente el respaldo y después rebotando al frente (como un "latigazo").

5. **Los rayos X PUEDEN probar que hay daño en los tejidos blandos**: Los rayos X suelen usarse para "descartar" una fractura y como resultado, los radiólogos (los especialistas que leen los rayos x) suelen interpretar las placas inicialmente como "normales", pasando por alto las señales sutiles que apoyan la presencia de una lesión en el tejido blando. Como quiroprácticos, siempre tomamos "VISTAS DE TENSIÓN", o rayos x de flexión y extensión después de que los primeros síntomas de dolor mejoran. Los rayos x de tensión pueden brindar una mejor imagen de qué tan bien los ligamentos están manteniendo unidas las vértebras. Cuando los ligamentos se desgarran o estiran más allá de su límite (al igual que un esguince de tobillo), puede haber movimiento excesivo y/o formarse ángulos entre los huesos, los cuales usualmente solo se ven en los límites extremos de movimientos. Podemos medir el ángulo que se formó entre las vértebras y la cantidad que se trasladaron o "deslizaron" para determinar si hay

una pérdida del control de los ligamentos que resulta en movimiento excesivo, aumentando la probabilidad de futuros problemas.

6. "Descansar = Oxidar" cuando se trata de una lesión por latigazo: Cuando nos lastimamos, instintivamente solemos elegir reposo en lugar de actividad física ya que tememos que cualquier movimiento pueda empeorar el dolor. Pero, tan solo después de unos días de reposo, tanto los músculos heridos como los sanos se vuelven rígidos y débiles, lo que prolonga el proceso de recuperación. La mayoría de los estudios muestra que regresar a las actividades normales tan pronto como sea posible resulta en una recuperación más rápida y una resolución favorable. Además, mientras más inactivo permanezcas, mayor el riesgo de desarrollar dolores crónicos, lo que puede resultar en problemas permanentes. Te guiaremos GRADUALMENTE de regreso a tus actividades diarias. ¡NO DEJES QUE EL DOLOR O EL MIEDO AL DOLOR eviten que hagas tu vida! ¡Eso es mental y físicamente dañino!

7. No tienes que ir en automóvil para sufrir un latigazo cervical: Aun cuando los choques automovilísticos son la razón más común de sufrir lesiones por latigazo, un resbalón y caída o participar en deportes de alto impacto como fútbol americano, snowboard, esquí, boxeo, fútbol o gimnasia puede resultar en trauma en el cuello o cabeza, ¡lo cual es más común de lo que piensas! Dicho esto, otras condiciones, como una conmoción cerebral, ¡puede ocurrir en choques automovilísticos incluso si no te golpeas la cabeza! El término, "traumatismo craneoencefálico leve" o TCE leve es usado frecuentemente al hablar de choques automovilísticos. Aquí, síntomas comunes incluyen dificultad para encontrar las palabras para expresarte, perder el hilo de la conversación, y dificultad para concentrarse, y comunicarse. Muchas personas son sensibles e inseguros respecto a este tipo de problemas, ¡por lo que no suelen discutirlo con su doctor!

8. Envejecer aumenta el riesgo de sufrir una lesión por latigazo: Los ancianos son más propensos a sufrir una lesión por latigazo en comparación con los jóvenes. Esto es porque al envejecer, perdemos flexibilidad en las articulaciones, músculos, y tendones en el cuello. Esto REDUCE la habilidad de estos tejidos a estirarse, haciéndolos MAS propensos a lastimarse en un movimiento de "latigazo". Además, los cojines que absorben impactos entre las vértebras (discos intervertebrales) pierden líquido cuando envejecemos, y literalmente se secan y fracturan. Esto, junto con la aparición gradual de osteoartritis en las articulaciones, se traduce en una reducción de la amplitud del movimiento cervical.

9. Las mujeres tienen un riesgo mayor de lesionarse en comparación de los hombres: Esto es porque simplemente hay menor cantidad de masa muscular y fuerza en una mujer de complexión promedio en comparación con los hombres. Esta diferencia es incluso más dramática en mujeres con cuello largo y delgado. Agrega el factor de la edad y la mujer mayor con cuello delgado es particularmente vulnerable a una lesión en la columna cervical por un latigazo.

10. NO ignores ningún síntoma: Aunque la mayoría de las personas que se lastiman el cuello en un choque sienten dolor inmediatamente, para algunos no es así. ¡Ese retraso en el comienzo de los síntomas puede ser de horas, días, e incluso semanas! Aunque es parte de la naturaleza humana el procrastinar y NO buscar ayuda quiropráctica inmediatamente, ¡deberías! Los estudios muestran que mientras más esperes, ¡mayor el tiempo que se necesitará para ayudarte! Además, en la mayoría de los casos, el dolor de cuello debe mejorar gradualmente en los primeros dos meses, pero esto no siempre sucede. Mientras más dure el dolor, menor la probabilidad de tener una resolución favorable, especialmente si el dolor ya ha durado más de seis meses. Los síntomas persistentes de una lesión por latigazo pueden incluir (pero no están limitados a) dolor de cabeza, fatiga, dolor de hombro, visión borrosa, mareos, dificultad para concentrarse, comunicarse, dormir y/o tragar. CONCLUSIÓN: VEN TAN PRONTO COMO PUEDAS después del accidente, ¡el tratamiento temprano da los mejores resultados!

Hechos Interesantes Sobre el Síndrome del Latigazo

Todos sabemos que las causas más comunes del "latigazo" son lesiones que normalmente se derivan de los accidentes de automóvil aunque el latigazo cervical también puede ocurrir por deslizamiento y caída y prácticamente, cualquier lesión en la cabeza se giró hacia atrás. Pero hay muchas cosas sobre el latigazo cervical de las que pudiera no estar consciente, ese es el motivo del Heath Update de este mes sobre el latigazo cervical.

Por ejemplo, ¿sabía el efecto latigazo en la salud pública es enorme? El número de casos que ocurren anualmente se cita con frecuencia como 1.000.000 por año, pero esto se basa en un estudio de 1971. Una cifra más reciente de 3 millones por año se considera más precisa porque se basa en varias bases de datos gubernamentales y representa el número esperado de casos no denunciados por la NHTSA (National Highway Traffic Safety Administration). ¡Esa es una gran diferencia! La cifra actualizada de víctimas de latigazo cervical cuenta a aquellos no atendidos por los servicios médicos de emergencia. En accidentes menos catastróficos, la parte perjudicada puede parecer no estar lesionado de manera significativa en la escena del accidente y declinar atención de emergencia y el accidente pasaría a ser no declarada a un centro de recogida de datos gubernamentales, especialmente las veces en que la policía no acude al lugar del accidente.

Otro interesante estudio encuestó a más de 3500 quiroprácticos a los que se les preguntó si utilizaban comúnmente manipulación del cuello a los pacientes herniados o con discos salientes (en el cuello). Más del 90% de los quiroprácticos indicó que encontraron seguro y eficaz para utilizar la manipulación cervical en esta población de pacientes. Es MUY importante que usted sepa esto, ya que con frecuencia, es posible que su médico le diga "... ¡no deje que nadie le suene el cuello!" Ahora, usted puede estar seguro de que en la experiencia de MUCHOS quiroprácticos (no sólo yo), se pueden conseguir importantes beneficios por este enfoque de tratamiento. Por otra parte, entre más pronto se aplican los ajustes del cuello, mejores serán los resultados - así que ¡no espere para obtener un tratamiento quiropráctico después de un accidente!

Otro interesante estudio investigó la "adecuada" o "mejor" posición de sentado en un coche durante una colisión trasera, sobre la base de un análisis de muchos estudios publicados anteriormente sobre este tema. Debido a que la posición sentada de la persona involucrada en un accidente está relacionado con el grado de la lesión, los factores estudiados incluyen el ángulo del respaldo del asiento, ángulo de inclinación del fondo, la densidad de la espuma en el respaldo del asiento, la altura sobre el suelo [de las rodillas], y la presencia de apoyabrazos en coches. Encontraron que el ángulo del respaldo del asiento de 110-130 grados reduce la presión del disco y baja la actividad de los músculos de la espalda, pero 110 grados - MAX. - Fue encontrado para reducir al mínimo el posicionamiento hacia delante de la cabeza. A 5 grados hacia abajo de inclinación de la parte inferior del asiento reduce aún más la presión en los discos de la espalda baja y la actividad muscular. También se encontró que el uso de los apoyabrazos y el uso de un soporte lumbar es importante para reducir las lesiones asociadas a accidentes de coche. Esta combinación se informó a ser óptima para todos nosotros de usar con el fin de minimizar el daño corporal en un accidente de parte trasera.

Reposo o tratamiento?

Latigazo Cervical es un término no médico que típicamente describe lo que le pasa al cuello y cabeza cuando una persona es impactada por la parte trasera en un choque automovilístico. Veamos algunos hechos básicos sobre el latigazo cervical:

- Antes de los automóviles, los trenes eran los mayores causantes de provocar un latigazo cervical y era una condición llamada "columna de pasajeros de tren".

- Los mejores términos para referirse a un latigazo son: "aceleración-deceleración cervical" (ADC) que describe el mecanismo de la lesión, y/o el término "síndrome de latigazo cervical", el cual describe los síntomas residuales posterior a la lesión.

- El latigazo cervical es una de las lesiones no fatídicas más comunes de un choque automovilístico.

- Hay más de 1 millón de lesiones por latigazo por año, considerando solo los que resultan de un choque.
- Aproximadamente 3.8 de cada 1000 personas sufren una lesión por latigazo cada año.

- En los Estados Unidos, 6.2% de la población tiene "síntomas a largo plazo" (síntomas que no desaparecen aun después de un año).
- 1 de cada 5 casos (20%) continúan con síntomas 1 año después del accidente, de esos solo el 11.5% regresa al trabajo y de esos solo el 35.4% regresa al mismo nivel de trabajo después de 20 años.
- La mayoría de los casos de latigazo ocurren en la cuarta década de la vida, y las mujeres son más propensas que los hombres.
- Un latigazo cervical puede ocurrir tanto por resbalones, caídas, riñas/pleitos, como también por cabalgar, accidentes en bicicletas, y deportes de contacto.
- Las lesiones pueden ocurrir a velocidades de 15 mph o menos.
- En la "clásica" colisión por detrás, hay cuatro etapas de lesión (tiempo: 300ms)

    1) Inicial (0ms) – antes de la colisión (el cuello está estable)

2) Retracción (1-150ms) – "el latigazo" comienza cuando el cuello/cabeza permanecen en su posición, pero el torso es impulsado hacia el frente por el asiento. Aquí es donde la curva "S" se forma (viendo la espina desde la lateral).

3) Extensión (150-200ms) – todo el cuello se dobla hacia atrás (y se detiene por un reposacabezas bien posicionado).

4) Rebote (200-300ms) – los músculos tensos y estirados en la parte frontal del cuello disparan la cabeza hacia el frente inmediatamente después de la fase de extensión.

- Nosotros simplemente no podemos contraer los músculos del cuello lo suficientemente rápido para evitar lesiones, pues una lesión de cuello ocurre en 500ms y la contracción voluntaria toma 800ms o más tiempo.

- La lesión es peor cuando el asiento está reclinado pues nuestro cuerpo puede "deslizarse" y sobrepasar el asiento y reposacabezas. Además, un asiento con mucho movimiento aumenta el efecto de rebote.

- El tratamiento temprano y oportuno es mejor que esperar por largo tiempo. La manipulación es una opción de tratamiento altamente efectiva. (i.e., ¡VEN A VERNOS!)

Latigazo Cervical "101" – Parte 1

El término latigazo cervical se refiriere a una lesión de cuello debido a un movimiento súbito que suele asociarse comúnmente con un choque automovilístico. Sin embargo, también puede ocurrir como resultado de un resbalón, una caída, una riña/pleito, durante un evento deportivo (como al ser tacleado en un partido de fútbol americano), y demás situaciones similares. Para esta discusión, utilizaremos el ejemplo clásico de un choque por la parte posterior.

Mecanismo de la lesión: ¿Qué sucede realmente en una colisión que causa lesiones? La respuesta se centra en el movimiento del cuello que sobrepasa el limite normal de estiramiento del tejido, también llamada "barrera elástica". Cuando ocurre un impacto, durante los primeros 100-200ms el tronco soportado por el asiento se mueve rápidamente hacia el frente dejando la cabeza desprotegida en su posición original, lo que resulta en un deslizamiento o movimiento de la cabeza y cuello hacia atrás.

Después, la cabeza (que pesa alrededor de 12-15 libras) cae hacia atrás (CON FORTUNA) hacia el reposacabezas, deteniendo el movimiento; sin embargo, si el reposacabezas está demasiado atrás (>.5 pulgadas) o demasiado abajo, entonces la cabeza continuará moviéndose hacia atrás hasta que el tejido en la parte frontal del cuello se estire hasta el punto que esté tan tensado que se detenga el movimiento o desgarrarse (o ambos). Después, los músculos, ligamentos, discos, y tendones de la parte frontal del cuello, que están sumamente estirados, impulsan la cabeza hacia el frente al punto de sobre estirar los tejidos de la parte de atrás del cuello, lo cual detiene el movimiento y/o desgarre de forma similar. Un grado de lesión depende de muchas cosas, pero un latigazo cervical es notablemente peor en mujeres delgadas de cuello largo porque el movimiento de "látigo" es más intenso. Varios factores determinan el grado de lesión, incluyendo la "Fuerza G", o la cantidad de energía producida por el impacto. Mientras mayor sea la fuerza G aplicada a la cabeza/cuello, mayor el potencial de lesión. La fuerza G que afecta a los pasajeros del vehículo está relacionada a varias cosas: La velocidad del impacto, el tamaño de ambos vehículos (peor si un vehículo de gran tamaño golpea tu vehículo más pequeño), el ángulo y elasticidad del asiento, la cantidad de energía absorbida por el crujir de los metales o la falta de ella si no hubo daños (es peor cuando no hay daños pues toda la energía se transfiere a los pasajeros), si estabas girando la cabeza o viendo al frente al momento del choque, y más. La LLAVE de todo esto es que no podemos contraer voluntariamente nuestros músculos más rápido que 800-1000 ms, mientras que el proceso de latigazo se lleva a cabo en alrededor de 500ms, así que no podemos "protegernos" de forma efectiva contra la lesión, aunque nos preparamos para el impacto.

Tipo de lesión: Las lesiones clásicas que se conocen como esguince (desgarre de ligamentos) y desgarre muscular (desgarre de los músculos o tendones), son las más comunes para cualquiera o ambas partes del cuello (frontal y posterior). Los esguinces y desgarres se clasifican como de 1er, 2do, y 3er grado, volviéndose progresivamente peor mientras más tejido se desgarra. Por favor refiérete a ediciones previas del "Whiplash Health Update" donde se explica la anatomía de un latigazo cervical para que puedas "imaginarlo" adecuadamente.

Pronóstico: El tiempo de recuperación o mejoría máxima varía dependiendo de la cantidad de daño a los tejidos. Una "escala de pronóstico," presentada por primera vez en 1995 y validada en 2001, mostró que las lesiones de tipo I donde había dolor, pero no pérdida de movimiento eran las más rápidas en sanar. Las de tipo II donde el rango de movimiento del cuello se veía reducido después de un impacto (sin daño neurológico) era el segundo más rápido en sanar. Las lesiones de tipo III, que incluían pérdida de movimiento y daño neurológico, eran las más lentas en sanar y con los peores resultados a largo plazo. Otros factores también afectan el resultado, por supuesto.

Latigazo Cervical 101 – Parte 2

Continuamos con el tema de latigazo cervical 101, el pagina pasado hablamos sobre el "mecanismo de la lesión", el "tipo de lesión", y el "pronóstico". Este pagina, revisaremos los elementos básicos de una lesión por latigazo o, síndrome de latigazo cervical (SLC).

<u>Diagnóstico de una lesión por latigazo</u>: El diagnóstico de una lesión por latigazo requiere en primer lugar, siendo muy importante, un repaso de todo lo que ocurrió. Aquí, discutimos los factores que llevaron al impacto, el ángulo o dirección del golpe (frontal, angular, lateral, por detrás), si la cabeza estaba volteando hacia algún lado o estaba hacia el frente, si la cabeza golpeo algún objeto dentro del automóvil, el despliegue de las bolsas de aire y cualquier tipo de herida relacionada, la ubicación del cinturón de seguridad y su efectividad, las condiciones del día (clima, camino, iluminación, etc.), el comienzo de cada área lastimada incluyendo el cuello, espalda alta/baja, dolor de cabeza, pérdida de memoria y síntomas irradiados (lapso de tiempo para el comienzo de los síntomas), el involucramiento de la ambulancia/Urgencias, las primeras 24-48 horas, el punto de máximo dolor, capacidades de trabajo y no vocacionales, los resultados de examinaciones previas (rayos x, CT, IRM, lab, etc), la efectividad de tratamientos previos, ¡y más! Una examinación física gira en torno a la observación (postura,

ánimo, estrés del paciente); palpar o tocar el área afectada; pruebas ortopédicas (buscar posiciones que alivien o empeoren los síntomas); rango de movimiento (qué tan adelante, atrás, a los lados, y en rotación puede moverse voluntariamente la cabeza y su nivel de comodidad, velocidad/calidad de movimiento); exámenes neurológicos (sensoriales, motor, de nervios craneales, etc.); y exámenes especiales (x-ray, ct, IRM, lab, etc.) si no se habían realizado previamente.

Curso de cuidados: El tipo y periodo de tiempo de cada tratamiento variará con base en el grado de la lesión (revisa el artículo del mes pasado "pronóstico de un latigazo cervical"), la respuesta inicial al tratamiento (mejoría vs retroceso), el compromiso del paciente a modificar sus actividades, realizar actividades de cuidado y rehabilitación en casa (hielo, descanso, ejercicios, etc.), y la motivación del paciente. Lo último puede ser parcialmente dependiente de factores como: si hay algún litigio planeado o en proceso, su actitud y que crea que sí va a mejorar y cómo maneja el tratamiento su especialista (el uso de enfoques pasivos donde el paciente debe ir a ver al doctor en comparación de un enfoque activo donde el paciente es enseñado a manejar la enfermedad a través de dietas, ejercicios, modificación de actividades, educación, etc.)

Opciones de tratamiento: El paciente tiene la opción de seguir un tratamiento convencional con medicamentos antiinflamatorios desde el principio, educación del paciente, esperar y ver si hay mejorías, y/o una terapia física. El enfoque quiropráctico incluye educar al paciente, antiinflamatorios (frío – NO CALIENTE, hierbas con efectos desinflamatorios), entrenamiento de ejercicios y terapias manuales incluyendo ajuste de columna. El último, cuando se aplica apropiadamente, está demostrado que ayuda a los pacientes a regresar al trabajo más rápido que otros enfoques, teniendo un tiempo de recuperación menor y siendo menos costoso y más satisfactorio. Al comparar opciones de tratamiento mayores a 6 o 12 meses de duración, las diferencias son más sutiles. Otras opciones de tratamiento incluyen acupuntura, terapia de masajes, y varias formas de ejercicios. Si se requieren, también hay inyecciones, narcóticos y otras opciones farmacéuticas, pero **no son recomendadas** como tratamiento inicial. La terapia de comportamiento y cognitiva puede ayudar a las personas a enfrentarse o lidiar con sus problemas de dolor crónico. Hay muchos enfoques para el manejo del latigazo cervical y el paciente necesita un "entrenador" o alguien que lo ayude con estas decisiones. **¡Puede que este sea el papel más importante del quiropráctico!**

Hechos sobre el Latigazo Cervical

"Latigazo Cervical" es un término no médico que engloba diferentes lesiones. Estas lesiones típicamente afectan al cuello y son causadas por un movimiento súbito asociado con una extensión o flexión forzada. El término medico "aceleración deceleración cervical" (ADC) es considerado una descripción más precisa de lo que ocurre durante un accidente automovilístico, y el término "síndrome de latigazo cervical" (SLC) describe los síntomas y señales residuales de la lesión.

El ADC o SLC es más comúnmente asociado con colisiones automovilísticas, cuando el impacto ocurre en la parte posterior. Otras causas menos comunes incluyen: bailar (especialmente en cabeceos/"headbanging"), caídas de escaleras, lesiones de bicicleta, lesiones relacionadas con caballos (cabalgar), y muchas otras. En Reino Unido en 2007, 430,000 personas utilizaron su seguro por lesiones de SLC, alcanzando el 14% de prima de cada conductor. En los Estados Unidos, más de 1 millón de lesiones de SLC ocurren cada año solamente por accidentes vehiculares, con un estimado de 3.8 casos por cada 1000 habitantes cada año. Aproximadamente el 6.2% de la población tiene "síntomas de latigazo prolongados" o problemas de largo plazo asociados con el SLC.

Antes de la invención del automóvil, el SLC era llamado "columna de pasajeros de tren" (pues era resultado de una colisión o choque en tren), el primer caso se documentó en 1919. Los pilotos también sufrían SLC frecuentemente por la rápida deceleración a la que estaban sujetos al aterrizar y frenar súbitamente. Cuando se piensa en "el latigazo cervical", nos imaginamos un choque a gran velocidad; sin embargo, el SLC puede ocurrir a velocidades menores a 5 mph ya que hay menos absorción de energía durante el choque pues los metales no alcanzan a deformarse. Puesto que hay menor daño al vehículo a velocidades bajas, toda la energía se transfiere a los pasajeros dentro del auto.

El cuello está compuesto de 7 vertebras, 6 discos, 8 pares de nervios, músculos, ligamentos y otros "tejidos blandos". Hay 4 etapas de lesión (inicial, retracción, extensión y rebote) y todas ocurren dentro de 300ms, mientras que nos toma 800ms contraer voluntariamente los músculos. Por lo anterior, no podemos realmente "prepararnos" para el impacto. La mayoría de las lesiones ocurren en C5 y C6 en la parte baja del cuello entre los 150-300ms del ciclo. Algunos factores que fluyen en la lesión son: El ángulo del respaldo, qué tanto rebote tiene el asiento, la posición del reposacabezas, la dirección de la cabeza al momento del impacto (peor si está hacia algún lado), el género de los pasajeros (las mujeres tienen mayor riesgo por tener un cuello más delgado), el tamaño de cada vehículo involucrado, y más. Todos estos factores hacen que reconstruir el choque de forma precisa sea extremadamente desafiante.

Los síntomas más comunes asociados con el SLC incluyen dolor de cuello, espalda alta y cabeza, dolor especifico en la espalda media o debajo de un brazo o algunas veces las piernas. El comienzo de los síntomas puede ser inmediatamente o dentro de un par de días. Los factores de riesgo que empeoran el pronóstico de la lesión incluyen: la presencia de dolor irradiado del cuello al brazo y la mano que sigue ese nervio especifico, la falta de respuesta al tratamiento inicial, retrasar el tratamiento, y usar un collarín (especialmente si no te permiten moverte y hacer ejercicio). Para que un tratamiento de SLC sea exitoso, la clave es comenzar inmediatamente, no te límites con un collarín a menos que tengas una fractura, ¡y realiza tus ejercicios!

"Datos interesantes" sobre el latigazo cervical

Latigazo es un argot para referirse a la aceleración-deceleración cervical o ADC. Existen mucho hechos y mitos alrededor del latigazo cervical, veamos algunos hechos.

1. **El origen de la ADC.** La historia sobre la ADC se remonta a una época anterior a la invención del automóvil. El primer caso de dolor severo en el cuello apareció por un choque de trenes cerca del año 1919 y fue una condición llamada originalmente "columna de pasajeros de tren". El número de lesiones por latigazo aumentó significativamente tras la invención del automóvil por los choques por la parte posterior.

2. **Sinónimos de latigazo cervical.** Como se mencionó anteriormente, el término "aceleración-deceleración cervical" o ADC, es un título popular pues explica el mecanismo de la lesión, donde el cuello es inicialmente doblado hacia atrás mientras el carro se impulsa al frente, en un típico choque trasero. Una vez que los tejidos se estiran lo suficiente en la parte frontal del cuello, la cabeza y cuello se impulsan al frente rápidamente por un efecto de rebote, lanzando la mandíbula hacia el pecho. Otro término para el latigazo cervical es SLC o síndrome de latigazo cervical. En 1995, la "Quebec Task Force" categorizó las lesiones por latigazo por el grado de daño a los tejidos. Aquí,

SLC de grado I representa pacientes con síntomas/dolores pero con un rango normal de movimiento y sin hallazgos objetivos como espasmos musculares. El tipo II incluye lesiones en el tejido blando que limita el movimiento del cuello y se presentan espasmos musculares pero no hay pérdida neurológica (sensación o fuerza en los musculos). SLC de tipo III incluye todo lo del tipo II más pérdida neurológica, y el tipo IV ya involucra fracturas en la columna.

3. **Datos sobre el respaldo para la cabeza:** Antes de la invención del respaldo para la cabeza o reposacabezas, las lesiones por latigazo eran mucho más comunes y de mayor gravedad, esto debido a que la cabeza era impulsada como un "látigo". Sin embargo, en la actualidad los reposacabezas no suelen estar ajustados adecuadamente; están ya sea demasiado bajos y/o demasiado lejos de la cabeza, y si el asiento está reclinado, esto separa todavía más la cabeza del reposacabezas. La posición apropiada debería ser cerca del centro de gravedad de la cabeza, o alrededor de 9 cm (3.5 in) por debajo de la parte más alta de la misma, o por lo menos, a la altura de los oídos. Igualmente importante, es que debe estar tan cerca de la cabeza como sea posible. Cuando la distancia alcanza las 4 pulgadas de separación, hay un mayor riesgo de lesión, especialmente si además está colocado muy abajo. Cuando el reposacabezas

está posicionado de forma adecuada, la probabilidad de una lesión disminuye hasta en un 35% durante un choque con impacto trasero.

4. **El ángulo del asiento.** El grado de inclinación del asiento también puede contribuir a una lesión en la columna cervical. Como se dijo anteriormente, cuando el asiento está reclinado, la distancia entre la cabeza y el reposacabezas aumenta, incrementando la probabilidad de lesión. Un segundo efecto negativo es llamado "efecto rampa", aquí, el cuerpo se desliza sobre el asiento ocasionando que la cabeza se vaya por encima del reposacabezas. El grado de "elasticidad" del asiento también contribuye al efecto de rebote del torso durante un proceso de ADC.

5. **Conmoción cerebral:** La noción de que la cabeza tiene que golpear algo para que ocurra una conmoción cerebral no es correcta. Además, la idea de que debe haber pérdida de consciencia también es falsa. El simple movimiento rápido hacia el frente y hacia atrás es suficiente fuerte para que le cerebro (que está suspendido por ligamentos) literalmente se estrelle contra las paredes internas del cráneo provocando una lesión. Los síntomas asociados a una conmoción cerebral son conocidos como síndrome pos conmoción o, trauma cerebral leve.

Tratamiento

¿Esto mejorará alguna vez?

El latigazo cervical (o SLC – Síndrome del latigazo cervical) puede definirse como un movimiento súbito de la cabeza y el cuello fuera del rango normal de movimiento, que ocasiona dolor y rigidez en el cuello, y en algunas ocasiones, entumecimiento y hormigueo en brazos y manos. El pronóstico de una enfermedad, es un término asociado con los resultados esperados de una condición a través del paso del tiempo, ya sea con o sin tratamiento. Se considera que una condición es "estable" cuando los síntomas no varían ni se espera que tengan un cambio significativo entre los siguientes meses y un año. En general, la recuperación va en función de la severidad de la lesión; usualmente, las lesiones menores de esguince cervical se resuelven en una o dos semanas aproximadamente, las lesiones medias en cuatro a ocho semanas y las consideradas severas, pueden incluso no tener una "resolución" completa. Las lesiones severas, pueden conllevar a una condición crónica, que a su vez pueden terminar en una reducción o pérdida permanente de ciertas funciones. Es este tipo de lesiones hay "factores de riesgo" que pueden resultar en una recuperación prologada o parcial independientemente del grado de la lesión, lo que vuelve el pronóstico de un caso de latigazo cervical en una actividad retadora. ¡Veamos más de cerca!

Se han publicado diversos estudios sobre el pronóstico a largo plazo de una lesión por latigazo cervical usando diferentes enfoques. Por ejemplo, un estudio reportó que en base a la reducción del rango de movimiento cervical se pudo predecir aquellos pacientes que eran menos propensos a tener una recuperación completa después de un año. Otro estudio, dividió a los pacientes con síndrome de latigazo cervical severo en 7 niveles de riesgo usando como principal medio de medición la incapacidad laboral (el número de días laborales que perdieron en un año). En este estudio la edad de los afectados comprendía de 18 a 70 años y las lesiones iban de un SLC de grado 1 a 3 (SLC de 1er grado = Dolor sin pérdida de movimiento, inflamación como principal síntoma; SLC de 2do grado = Pérdida de movimiento y dolor/rigidez muscular; SCL de 3er grado = Mismos síntomas que un SLC de 2do grado, pero CON PROBLEMAS neurológicos como entumecimiento o debilidad en brazos por daño a los nervios). El estudio evaluó a un total de 483 mujeres y 250 hombres en los primeros 10 días posteriores al accidente. Al final de un año, 605 participantes completaron el estudio y se les otorgó una "calificación de riesgo" basada en: a) La intensidad inicial del dolor de cuello o cabeza; b) el número de molestias que no presentan dolor; y c) el rango de movimiento cervical que eran capaces de alcanzar. Cuando los investigadores compararon la calificación de riesgo de los pacientes al cumplir un año de verse afectados en el trabajo (número de días enfermos), encontraron una correlación directa entre calificaciones bajas y menor incapacidad laboral y calificaciones altas y mayor incapacidad laboral. Los investigadores concluyeron que ésta podría ser una herramienta valiosa para evaluar la capacidad del paciente para volver al trabajo después del SCL.

Adicionalmente, vale la pena señalar que varios estudios han encontrado que no hay relación directa entre la cantidad de daño que sufre el vehículo y el riesgo del paciente a tener un resultado adverso.

¿Cómo puedo ayudar en mi recuperación?

El jalón/latigazo o el síndrome por latigazo cervical (SLC) es un término usado comúnmente para referirse los síntomas causados por una fuerza de aceleración y desaceleración aplicada en el cuello, el cual suele relacionarse con accidentes automovilísticos, pero también puede ocurrir por un resbalón, una caída, un clavado u otras lesiones de traumatismo. El resultado de esos accidentes son lesiones a los músculos, ligamentos, uniones, y/o nervios en la columna cervical o la región del cuello, y posiblemente una conmoción cerebral.

El artículo de este mes tiene como objetivo difundir estrategias de autoayuda para combatir esta dolorosa condición. Le recomendamos ALTAMENTE que descargue "Whiplash Injury Recovery: A self-management guide" (Recuperación para lesiones por latigazo: una guía de autogestión) pues cubre información sumamente importante en 24 páginas PDF: (ir a: http://bit.ly/WHIPLASHGUIDE). Está autorizada por el professor Gwendolen Jull, director de la unidad de investigación sobre el latigazo y la columna cervical, división de fisioterapia, en la universidad de Queensland. En su "mensaje del autor", escribe lo siguiente:

"Este trabajo tiene como fin ayudar a las personas que han sufrido una lesión por latigazo con su recuperación. Provee información sobre el síndrome de latigazo cervical, explica qué es el latigazo cervical, y brinda un programa de ejercicios que ha sido probado que ayuda en la reducción del dolor de cuello y da consejos sobre cómo utilizar el cuello para prevenir esfuerzos innecesarios y apoyar en la recuperación. Este trabajo es un recurso que puede implementar usted mismo para ayudar en la recuperación y complementar cualquier cuidado o tratamiento que esté brindando un especialista."

En la tabla de contenido, verá la definición de latigazo cervical, información sobre recuperación, y temas de "ayúdese por sí mismo" seguido por instrucciones sobre corrección de postura, la forma correcta de sentarse, cómo levantar y cargar cosas y cuidados en el trabajo y el hogar. La guía de 24 páginas concluye con instrucciones de ejercicios, seguido de ejercicios formales, qué tan a menudo deben realizarse y consideraciones a tener presente.

A continuación presentamos algunos de los puntos más importantes: 1) La mayoría de las personas se recuperan de este tipo de lesiones en diferentes tiempos; 2) La recuperación varía de días a meses y en ocasiones de uno a dos años, la mayoría tiene una recuperación completa; 3) Las investigaciones apoyan tratar de continuar con las actividades diarias, modificar algunas cosas de ser necesario y regresar gradualmente a las actividades normales; 4) Trate de adaptarte, haga modificaciones pertinentes para evitar posibles complicaciones; 5) Algunas actividades pueden doler, sin embargo, eso no significa que la lesión esté empeorando. Si su recuperación es rápida, vaya haciendo modificaciones conforme sea necesario, pero continúe la actividad todo el tiempo; 6) Usted mismo es su MEJOR recurso en el proceso de recuperación (esté motivado para alcanzar la recuperación completa); 7) Manténgase activo. Trate de hacer tantas de sus actividades normales como le sea posible y gradualmente incremente la intensidad, frecuencia y duración de las mismas hasta que recupere por completo la funcionalidad; 8) Trate de seguir trabajando, hable con sus superiores y compañeros para permanecer en el trabajo mientras se recupera; 9) No desprecie los simples placeres de la vida, disfrute tiempo en familia y amigos, salga a divertirse, comience o vuelva a descubrir algún pasatiempo; 10) Trabaje en conjunto con su especialista (como su quiropráctico) para introducir e incrementar de a poco ejercicios para recuperar la movilidad, fortalecer los músculos y mejorar la función; 11) Sea consciente de su postura; 12) Modifique sus actividades para reducir esfuerzos en el trabajo y al salir por recreación; 13) Sea más activo / menos sedentario para PREVENIR el dolor de cuello; 14) Tome descansos y cambie su posición corporal a lo largo del día laboral; 15) Ajuste su estación de trabajo/escritorio (posición del monitor, teclado, mouse y/o silla) para ser más ergonómico; 16) Piense sobre cómo se está sentando; 17) Actúe como de costumbre, sea activo y sea consciente;

18) CUMPLA CON SUS EJERCICIOS (modifíquelos para su confort); 19) Siga las instrucciones durante los ejercicios de entrenamiento (evite dolores punzantes o agudos); y 20) ¡Comuníquese con su especialista cuando tenga dudas! Por favor tómese el tiempo para descargar el PDF.

Reposo o tratamiento, que es mejor?

Aunque hay algunos estudios que sugieren que no hay diferencias en los resultados, la mayoría asegura que es **MEJOR** tratar al paciente con un enfoque de actividad y alentar el movimiento (por supuesto, suponiendo que ninguna fractura inestable haya ocurrido) en lugar de colocarle un collarín y limitar sus actividades. La primera pregunta en la que nos ocuparemos este mes es, **¿por qué es esto importante?**

La respuesta simple es que tú, como representante de algún amigo o familiar lesionado o incluso de ti mismo, puede que el medico de urgencias o tu medico principal *NO* te ofrezca "el mejor" enfoque de tratamiento. De hecho, un estudio citó una encuesta sobre el manejo de las lesiones por latigazo en urgencias y reportó que entre el 23-47% de los médicos prescribieron un collarín suave para lesiones por latigazo agudas en lugar de promover el tratamiento activo inmediatamente. Al conocer esta información, el paciente conocedor puede rechazar el método del collarín como tratamiento y buscar cuidados que se enfoquen en el uso de movilización y manipulación temprana, ¡como un quiropráctico! Aunque las referencias a quiroprácticos han aumentado con el incremento de estudios sobre el tema, el cuidado y tratamiento quiropráctico todavía es significativamente ignorado, o no considerado, por muchos médicos de emergencias o de cabecera. Como siempre, necesitas ser tu propio "defensor", y la única manera de hacer esto es estar informado, ¡la intención de este post! ¡Algunos estudios incluso reportan que el uso del collarín puede tener efectos secundarios perjudiciales o "malos" llegando a empeorar la situación (esto fue reportado por la "Quebec Task Force")! La mayoría de los estudios reportan que alentar las "actividades normales", al contrario de la inmovilización, *ES* el mejor enfoque. ¡Nosotros ciertamente te guiaremos en la dirección correcta!

¿POR QUÉ este método es mejor? Los investigadores apoyan que las lesiones por latigazo leves sanan mejor y generan menor cantidad de costras cuando los pacientes reciben tratamiento activo / cuidados de actividades tempranas (como la manipulación / quiropráctica). En general, cualquier enfoque de tratamiento que reduce el sufrimiento del paciente de forma eficaz, alentándolos a regresar a sus "actividades normales" más rápidamente, y promueve la independencia y los métodos cuidados caseros, ¡es el mejor enfoque!

¿Por qué está tardando tanto mi recuperación?

¡El tratamiento y manejo de una lesión por latigazo es un gran tema de discusión! Muchos tipos de tejidos pueden dañarse en una lesión por latigazo creando una multitud de síntomas diferentes. ¡Esa es la razón por la que la etiqueta "síndrome de latigazo cervical" (SLC) nació! La tasa de regeneración para cada tipo de tejido varía, por lo que el tiempo de recuperación puede llegar a ser largo en algunos casos. Esta es una lista parcial de los síntomas que pueden ocurrir como resultado de un choque automovilístico: 1) Dolor de Cuello; 2) dolores de cabeza; 3) dolor irradiado (del cuello a la cabeza, el omóplato, el brazo, la mano); 4) hipersensibilidad generalizada; 5) entumecimiento u hormigueo; 6) debilidad muscular; 7) dolor y mal funcionamiento de la mandíbula; 8) perturbaciones visuales; 9) pérdida del control sobre el movimiento en la cabeza y cuello; 10) vértigo; 11) síntomas de pos conmoción cerebral – pérdida de la memoria, dificultad para concentrarse, depresión y/o ansiedad; 12) dolor en la espalda media o baja; 13) síndrome del túnel carpiano y/o síndrome de doble compresión, ¡y más!. Lo peor de estas situaciones, es que el comienzo de los síntomas puede ser inmediatamente después del choque o aparecer después de unos días, semanas o más tiempo.

En 1983, investigadores intentaron determinar el periodo de tiempo que le tomaría a una persona recuperarse, o en su defecto, qué tanto podría llegar a mejorar basándose en ciertos hallazgos obtenidos durante la colisión. Tiempo después, el estudio pasó al siguiente nivel y se asignó "un puntaje" a cada síntoma y/o a cada hallazgo encontrado durante pruebas y exámenes, eso ayudó a colocar a las personas dentro de "grupos de pronóstico" en base a la cantidad de puntos obtenidos (mientras más puntos, más severa y más tardada sería la recuperación). Alrededor de una década después (1995), la siguiente "clasificación" de latigazo cervical, simplificando el proceso, fue publicado por la "Quebec task force" posicionando al paciente en uno de los cuatro "grados" del síndrome de latigazo cervical. Los grados y síntomas de cada uno se describen a continuación: Grado 0: sin lesiones; Grado 1: dolor de cuello y rigidez, pero los exámenes no arrojan complicaciones; Grado 2 (el más común): Igual que el grado 1 pero los exámenes sí encuentran síntomas adicionales (pérdida de movimiento, espasmos musculares), no hay pruebas de daño neurológico (entumecimiento, debilidad); grado 3: Igual que el grado 2 pero existe daño neurológico; grado 4: dolor de cuello CON fractura, dislocación o lesión en la medula espinal. Los primeros 3 grados se consideraban confiables para determinar quién sería más propenso a sufrir problemas crónicos (un SLC de grado 3 tenía la mayor probabilidad).

Ahora, debido a ciertas inconsistencias con el sistema de clasificación del SLC, se sabe que la recuperación de un latigazo cervical es determinada _no solo_ por el grado de síntomas físicos y señales, sino también el **_trauma psicológico_** por el choque. Se reporta que la disfunción motora (pérdida de movimiento), problemas en la columna cervical y el estrés psicológico, están siempre presentes de forma inmediata después del choque en varias personas con lesiones por latigazo, independientemente de la recuperación. Pero aquellos que no mejoran, presentan una perspectiva mucho más compleja que incluye una hipersensibilidad sensorial más generalizada (como la que se ven con la fibromialgia), lo cual indica dolores (cerebrales) "centrales" procesando problemas y reacción de estrés postraumático agudo (estos también pueden estar presentes en un corto tiempo después del choque). Por lo tanto, al hablar sobre traumatismo cerebral leve, el síndrome de pos conmoción cerebral, y el trastorno de estrés postraumático TODO puede estar involucrado y afectando la condición, lo que hace que, "...recuperarse de una lesión por latigazo" sea tan desafiante para algunos. En la quiropráctica, proveemos un enfoque integral en la evaluación y tratamiento de pacientes que han sufrido una lesión por latigazo cervical.

Su Recuperación– ¿Cuánto Tiempo Toma?

En primer lugar, ¿qué es el latigazo cervical? Son muchas cosas, por lo que el término SLC o Síndrome Asociado al Latigazo Cervical se ha convertido en el término más común por los principales signos y síntomas asociados a un latigazo cervical. El SLC se asocia generalmente a un accidente de tránsito.

Para responder a la pregunta del mes, en la mayoría de los casos, la tasa de recuperación es alta y favorece a aquellos que reanudan sus actividades diarias normales. Lo peor que se puede hacer al sufrir una lesión SLC ¡es no hacer nada! Mucho reposo e inactividad llevan a una discapacidad a largo plazo. Por supuesto, esto debe equilibrarse con el grado de la lesión, pero incluso cuando la lesión requiere un poco de "tiempo de descanso", mantente tan activo como sea posible durante la fase de recuperación.

Muchas personas se recuperan en pocos días o semanas, mientras que un porcentaje menor toma meses y alrededor del 10% sólo se pueden recuperar en parte. Entonces, ¿qué se puede hacer para tener la mejor oportunidad posible de recuperarse por completo tan pronto como sea posible?

Durante la recuperación, puedes esperar que tu condición fluctúe en intensidad por lo que debes "escuchar" a tu cuerpo, dejarlo "guiarte" durante la actividad y el ejercicio, y permanecer en "un límite razonable de dolor" durante la actividad. Recuerda, lo que más FAVORECE la recuperación completa es continuar con tu estilo de vida normal. Haz modificaciones razonables para que puedas trabajar, socializar y ¡hacer tus actividades "normales"!

La CLAVE: Mantener el control de tu condición – ¡NO DEJES que esta te controle! Estos son algunos consejos:

1) **CONTROL DE LA POSTURA:** Mantén el peso de la cabeza hacia atrás deslizando el mentón hacia atrás hasta que "golpees" un punto final firme. A continuación, suéltalo ligeramente hasta que sea cómodo – ¡esta es tu NUEVA posición para la cabeza!

2) **FLEXIBILIDAD**: Prueba estos ejercicios... Flexiona lentamente el cuello hacia delante y luego hacia atrás, luego dobla el cuello hacia la izquierda y luego hacia la derecha, y luego gíralo a la izquierda y luego a la derecha. PIENSA en cada movimiento y evita el dolor agudo, como parecido a un cuchillo;

un "dolor tolerable" ¡es bueno! A continuación, haz lo mismo con una resistencia ligera en AMBAS direcciones. ¡Trata de hacer tres repeticiones lentas de cuatro a seis veces al día!

3) **FUERZA MUSCULAR:** Trata de empujar suavemente la cabeza en tu mano en las seis direcciones mencionadas anteriormente para proporcionar un poco de resistencia. A continuación, toca la espalda con las dos manos o envuelve una toalla alrededor de tu cuello y tira hacia delante la toalla mientras presionas el centro de tu cuello hacia atrás de la toalla haciendo una maniobra de deslizamiento de barbilla – cabeza (igual que en el # 1). Repite de tres a cinco veces empujando lentamente, y lo más importante, ¡haz el movimiento lentamente! ¡Este es el ejercicio de fortalecimiento MÁS IMPORTANTE en la mayoría de los casos! A continuación, "exprime" los omóplatos siguiendo con una difusión de estas tan lejos como sea posible (repite de tres a cinco veces).

4) **DESCANSOS PERIÓDICOS:** Establece un temporizador para recordar que debes hacer un estiramiento, levantarte y moverte, para meter la barbilla hacia dentro (# 1) y hacer algunos de los ejercicios # 2 y # 3 cada 30 – 60 minutos.

5) **LEVANTA/TRANSPORTA/TRABAJA:** ¡Se INTELIGENTE! No vuelvas a

lesionarte. Cambia la forma en que te mueves o manejas en tu trabajo, en tu casa, y en el desempeño de las actividades recreativas.

6) **ACTIVIDADES DOMÉSTICAS:** Utiliza una plataforma rodante para mover las cajas y mantén los objetos de uso común a un fácil acceso (ni muy altos ni muy bajos).

Se inteligente, edúcate, trabaja dentro de un rango "seguro" para tu cuerpo y lo más importante, ¡MANTÉN EL CONTROL!

El tratamiento adecuado es clave para la recuperación

El tratamiento médico indicado para las lesiones de latigazo varía según cada caso en particular y dependiendo de la naturaleza y complejidad de las lesiones generadas. El cuidado y atención médica de las víctimas de latigazo cervical, por lo general involucra descanso en cama, inmovilización del cuello, medicación anti inflamatoria, ejercicios de movimiento, terapia de calor, terapia de frío y masaje. Muchas veces, las lesiones son tan complejas, que requieren rehabilitación y terapia física para la eliminación completa de los síntomas. También es de vital importancia, una adecuada monitorización y seguimiento de los pacientes, con la finalidad de descartar la presencia de lesiones adicionales.

Las lesiones iniciales del latigazo cervical, pueden conllevar a complicaciones más serias si éstas no han sido tratadas inmediatamente. Dichas complicaciones pueden incluir espasmo muscular, dolor articular, daño en los ligamentos, tanto en la parte superior como inferior del cuello. De hecho, el latigazo está considerado como una de las causas más frecuentes de dolor crónico en los países del primer mundo. En muchos casos, el latigazo cervical puede alterar por completo el estilo de vida de una persona, debido a la presencia constante de dolor e incluso daño espinal, por no mencionar las jaquecas crónicas y el dolor crónico en la espalda.

Si las raíces nerviosas se han visto afectadas durante el accidente, puede aparecer adormecimiento y debilidad en las áreas implicadas. Estos síntomas pueden perdurar durante meses e incluso años. Se sabe que un 10% de los casos de latigazo cervical, experimentan síntomas severos y que, lamentablemente, en un 4% de los casos, los pacientes no pueden volver a retomar su estilo de vida habitual. En este sentido, es de gran importancia que cualquier lesión generada por un accidente de tránsito, accidentes laborales o deportivos, sea inmediatamente evaluada y se implemente una terapia y un plan de tratamiento adecuado. Los especialistas quiroprácticos, son los encargados de evaluar e iniciar el tratamiento en estos casos.

Latigazo cervical: ¿Funciona la Quiropráctica?

Hay muchas publicaciones sobre cómo se producen las lesiones, la más importante de ellas es que simplemente no podemos contraer voluntariamente nuestros músculos del cuello lo suficientemente rápido para evitar lesiones, ya que una lesión en el cuello se produce dentro de 500 ms y la contracción voluntaria toma 800ms o más. Pero, ¿qué tienen que decir las investigaciones sobre el papel del quiropráctico en el manejo de los pacientes con síndrome del latigazo cervical (SLC)?

Un estudio publicado en Journal de Medicina Ortopédica reportó que la quiropráctica era ciertamente superior a la atención médica estándar. Lo que es más importante, los investigadores han estudiado a pacientes con problemas de latigazo crónicos que (normalmente) son más difíciles de tratar en comparación a los pacientes con lesiones más severas y recientes. El articulo comienza con la declaración, "...el tratamiento convencional de los pacientes con síntomas de latigazo cervical es decepcionante". El término "tratamiento convencional" significa tratamiento médico (no quiropráctico). Uno de los estudios referidos por los autores reporta que 26 de los 28 pacientes que sufren latigazo cervical crónico, se beneficiaron del tratamiento quiropráctico. El término "crónico" significa que los heridos han tenido molestias por más de 3 a 6 meses, y típicamente son menos propensos a responder al tratamiento en comparación con los que acaban de lesionarse (lesiones agudas).

Los autores entrevistaron a 100 pacientes consecutivos bajo tratamiento de quiropráctico para latigazo cervical crónico de los cuales 93 completaron todo el estudio. Esos 93 pacientes estaban divididos en 3 grupos de síntomas: Grupo 1 consistía en dolor en el área del cuello al hombro, movimiento de cuello restringido sin problemas neurológicos; Grupo 2 consistía en dolor de cuello, movimiento restringido, y pérdida neurológica; Grupo 3 consistía en dolor de cuello severo pero tenía un rango de movimiento completo y no tenía pérdida neurológica, sin embargo, tenía síntomas inusuales incluyendo desmayos, problemas visuales, nausea, vomito, dolor de pecho, y molestias neurológicas no anatómicas, lo cual significa que el dolor o entumecimiento no se relaciona con los hallazgos de la deshidratación o eran incompatibles. Un promedio de 19.3 de ajustes quiroprácticos en aproximadamente 4.1 meses de duración fue renderizado, después de lo cual los pacientes fueron estudiados y los resultados son como sigue ("asintomática" = no hay dolor o síntomas):

- Grupo 1: 24% asintomáticos, 24% Mejoró por 2 grados de síntomas, 24% Mejoró 1 gradeo de síntomas, 28% no hubo mejorías.

- Grupo 2: 38% asintomáticos, 43% Mejoró por 2 grados de síntomas, 13% Mejoró 1 gradeo de síntomas, 6% no hubo mejorías.

- Grupo 3: 0% asintomáticos, 9% Mejoró por 2 grados de síntomas, 18% Mejoró 1 gradeo de síntomas, 64% no hubo mejorías, 9% Empeoraron.

En sus deliberaciones, los autores del estudio informaron que los síntomas crónicos mejoraron en 69 de 93 pacientes (74%). Los investigadores identificaron un grupo de "no respuesta" (Grupo 3), donde el movimiento del cuello fue normal a pesar del dolor, los síntomas extraños, y litigios en curso. La edad media fue inferior en este grupo en comparación con los otros dos (29.5 años contra 36.8 años). Concluyeron, "Los resultados de este estudio aportan evidencia adicional de que la quiropráctica es un tratamiento eficaz para los síntomas de latigazo cervical crónico. Sin embargo, la identificación de un grupo de pacientes que no responden a ese tratamiento destaca la necesidad de una cuidadosa historia clínica y examen físico antes de iniciar el tratamiento". En resumen, ¡¡¡PRIMERO prueba con la quiropráctica!!!

Lidiando con un latigazo o esguince cervical

El latigazo o esguince cervical es una lesión común que a menudo se pasa por alto o es tratada erróneamente por la falta de comprensión sobre esta condición. Algunos síntomas comunes incluyen (pero no se limitan a): dolor/rigidez del cuello y/o hombros, dolor de cabeza, mareos, fatiga, dolor de quijada; dolor, entumecimiento, hormigueo y/o debilidad en el brazo, problemas visuales, zumbidos en los oídos (tinnitus), y dolor de espalda. En casos más severos, los síntomas pueden incluir depresión, ansiedad, enojo, frustración, estrés, dependencia de medicamentos, síndrome de estrés postraumático, disturbios de sueño (insomnio), incapacidad laboral y pérdida o disminución de una vida productiva. Si ocurre un traumatismo cerebral, otros síntomas pueden incluir: dificultad de hilar pensamientos, perderse en medio de una conversación, fatiga, y "lagunas mentales". Además, si hay demandas involucradas, la situación puede complicarse un poco más. Aunque la mayoría de las personas involucradas en accidentes automovilísticos leves se recuperan rápidamente, algunos continúan experimentando síntomas años después, y ese dolor crónico llega a tener efectos devastadores en su vida y la de sus familiares.

Un esguince cervical, es resultado del movimiento de "latigazo" que ocurre a tal velocidad que los músculos no tienen tiempo de reaccionar (menos de 300 milisegundos). A la mitad de este proceso, la columna cervical baja se extiende mientras que la superior se flexiona, resultando en una presión significativa sobre las capsulas articulares en la mitad inferior y los discos en la mitad superior del cuello. Recientemente, un interesante estudio encontró que podría haber una manera de "engañar" a los músculos del cuello para que se relajen antes de un impacto, reduciendo así la cantidad de presión que resienten las estructuras del cuello y, potencialmente, reducir la cantidad de daño en los tejidos. Cuando el impacto ocurre por detrás, los músculos del cuello suelen contraerse por una combinación de reflejos y respuestas a ciertas posturas; a través de una EMG (electromiografía) para medir la actividad muscular, los investigadores encontraron que la tensión superficial de los músculos del cuello pudo ser atenuada (disminuida) por medio de un sonido fuerte (105Db) 250 milisegundos ANTES del impacto. Después, investigaron si los músculos de movimiento involuntario de la capa profunda de la columna cervical responderían de forma similar, lo cual es importante porque estos músculos se unen directamente a las pequeñas articulaciones cigapofisarias localizadas en la parte posterior de la columna y tienen la capacidad de incrementar el estrés sobre las capsulas articulaciones durante un choque y contribuir en la lesión por latigazo. Los investigadores sometieron a doce participantes a situaciones de "latigazo" simuladas con y sin reproducirles el sonido, los resultados sugieren que un sonido fuerte antes del impacto, es capaz de reducir el esfuerzo sobre las articulaciones cigapofisarias de la columna cervical, lo que a su vez puede reducir la cantidad de daño que sufren los tejidos durante una colisión por detrás. Estos hallazgos son emocionantes pues se podrían reducir la gravedad de las lesiones si se usara un tono como ese antes de un impacto.

Los ejercicios de rango de movimiento y cuidados tempranos parecen llegar a mejores resultados que el uso del collarín y descanso. De forma similar, la terapia de manipulación que incluye movilización y tracción temprana y las terapias de tejidos blandos, también han demostrado producir mejores resultados para los pacientes. La quiropráctica ofrece estos enfoques de tratamiento a los pacientes con SLC con mayor frecuencia que otras profesiones de la salud; además, también incluimos educación para el paciente y consejos sobre postura, los métodos correctos para inclinarse, levantar, jalar o empujar algún objeto, el uso de frío y caliente (especialmente al principio), y muchos tratamientos en caseros más. Los ejercicios más comunes incluyen estiramientos, rehabilitación de la curvatura cervical, ejercicios de fortalecimiento, estabilización y balance. Si tienes mareos, podemos mostrarte ejercicios especiales para ayudarte a lidiar con ello. ¡El enfocarnos en llevar a los pacientes a estas actividades que pueden realizar por ellos mismo es algo que realmente aprecian!

Cómo lidiar con una lesión por latigazo.

Una lesión por latigazo (o esguince cervical), ocurre como resultado de un choque automovilístico cuando la cabeza se mueve rápidamente de forma descontrolada en distintas direcciones. El movimiento de adelante hacia atrás se describe como una lesión clásica por "latigazo", pero una lesión por movimiento lateral, rotacional o una combinación de ambos ocurre a menudo, especialmente si agregamos el factor de que la cabeza estaba girada o volteada al momento del impacto, sin importar en qué dirección es golpeado el carro. ¡Este mes, hablemos del tratamiento!

Piensa en el "cómo lidiar con una lesión por latigazo" como una serie de pasos:

Paso 1: Busca ayuda quiropráctica INMEDIATAMENTE después de sufrir una lesión por latigazo cervical: Esto es importante pues los estudios muestran que tratamientos tardíos son asociados con resultados desfavorables a largo plazo. Para evitar una incapacidad prolongada, ¡NO ESPERES! El dolor suele asustar a las personas y hacerlas pensar de manera cerrada y sobreprotectora. Mientras más esperes, peor será la rigidez muscular, los espasmos, el debilitamiento, y ¡el miedo a realizar diversas actividades por el dolor!

Paso 2: Reduce la inflamación: Las palabras "dolor" e "inflamación" se consideran grandes sinónimos. Si te sientes "lastimada", estás "inflamada". Debemos comenzar con medidas antiinflamatorias tan pronto como sea posible después de sufrir una lesión por latigazo. El MEJOR/más seguro enfoque es una compresa helada - Póntela y retíratela cada 15 minutos (una sesión debería durar 1.25 horas) tres veces al día o CONSTRASTA frío y caliente (10 minutos frío, 5 caliente; alterna tres veces, comienza y termina con el frío. Duración de 40 minutos). AMBOS métodos producen un efecto de FLUJO para reducir la inflamación rápidamente. También tienes la opción de medicamentos de libre venta como aspirina, ibuprofeno, y naproxeno; pero estos AINES (antiinflamatorios no esteroideos) conllevan efectos secundarios significativos para algunas personas, siendo el dolor de estómago o irritación el efecto secundario más evidente (convirtiéndose después en daño al hígado y riñón), ¡así que ten cuidado! ¡No querrás tener que tratar una úlcera además de tu lesión por latigazo! Considera nutrimentos, hierbas, vitaminas y comida antiinflamatoria – Son seguros y efectivos (hablamos sobre éstos previamente – INVESTIGA en la red para más información).

Paso 3. EVITA LA INACTIVIDAD: Esto es importante ya que la cosa más "natural" es no hacer nada, "¡...porque me duele!". NOSOTROS te guiaremos en este proceso pues necesitas saber cuánto y qué tipo de actividad es segura y apropiada para ti. Tienes que "interpretar" si ese dolor es seguro o peligroso y reaccionar acordemente. DEBES decirnos el tipo de dolor (punzante, agudo es dañino; un dolor por estiramiento de músculos es seguro), cuánto dolor tienes (de 7-10 en una escala de 0-10 es potencialmente peligroso), qué tan seguido lo experimentas y qué te ayuda/empeora el dolor (qué has probado y sabes que te funciona hasta ahora). DESPUÉS, ¡te guiaremos apropiadamente (con tu ayuda)!

Paso 4. REALIZA TUS ACTIVIDADES NORMALES:
Continua con tu vida diaria, ya que evitar el trabajo y demás actividades diarias te lleva al "pensamiento de discapacidad" (pensar que estás peor de lo que realmente estás). NO DEJES QUE ESO SUCEDA. ¡Habla con nosotros!

Paso 5. EVITA estar malas posturas de forma prolongada: Ya sea en una conversación con una persona que NO está sentada directamente frente a ti, una posición incorrecta del monitor de la computadora, hablar dentro del vehículo sin girar el cuerpo, o hablando por teléfono, ¡MANTEN UNA BUENA POSTURA!

Paso 6. COMPROMETETE con un programa de ejercicios en casa: ¡Esto es sumamente importante! Nosotros te guiaremos en este proceso.

Comenzaremos con hielo y posteriormente, posiblemente, un aparato de tracción cervical, ejercicios isométricos seguidos por Theratube y band (isotónicos), entrenamiento de postura, y mucho más. NECESITAS ayuda en esta área - ¡Permítenos AYUDARTE!

Recuperación de una lesión por latigazo

El ejercicio es una parte fundamental en el tratamiento de lesiones por latigazo y es olvidado a menudo por pacientes y doctores por igual. Por lo anterior, en los próximos posts, nos enfocaremos en varios ejercicios prácticos y efectivos. El primero de esta serie, puede ser llamado "ejercicios mentales".

En la siguiente URL, podrás ver un pequeño escrito de 37 páginas que contiene GRAN información y los ejercicios que reseñados a continuación:

http://tinyurl.com/WhiplashExercises

Ejercicio Mental #1:

Ojos al frente, mueva la cabeza. Pon una pluma o lapicero a frente a tus ojos a una distancia cómoda y continua viéndola mientras giras la cabeza de la a lado 10 veces. Detente si te sientes mareado pero sigue intentándolo después de descansar un poco. Repítelo 3 veces al día.

Ejercicio Mental #2: Pon la cabeza fija, mueve los ojos. Mantén la cabeza fija (mueve solo los ojos) mientras mueves la pluma de izquierda a derecha la distancia más grande que puedas, hazlo 10 veces sin perder de vista la pluma. Detente si te sientes mareado, pero sigue intentándolo después de descansar un poco. Repítelo 3 veces al día.

Ejercicio Mental #3: Prueba de equilibrio. Párate con los pies juntos (o a la altura de los hombros si te sientes inseguro). Deberías sentirte firme por 30 segundos con los ojos abiertos Y cerrados. ¡Inténtalo (cuenta hasta 30)! Si te sientes inestable, este ejercicio debería ser repetido a menudo hasta que sientas que mejoras con los ojos cerrados. Una variante es poner un pie frente a otro, alternando después de cada prueba. Ten en cuenta que este es más difícil. Una tercera posición es pararse sobre UN pie (cambia de lado después de cada prueba) con los ojos abiertos y de nuevo cerrados. ¡Este es muy difícil! Párate cerca de una mesa o la esquina de una habitación para "atraparte" a ti mismo – no te caigas.

Ten en cuenta que estos ejercicios NO son específicos para el cuello, existen otros ejercicios para eso. En lugar de eso, estos ejercicios incorporan el movimiento ojo-cabeza, desafíos de coordinación/equilibrio y se ocupa de síntomas como mareo, dolor de cabeza, síntomas de postconmoción cerebral (pérdida de la memoria, dificultad para concentrarse, etc...), entre otros. Estos ejercicios pueden llegar a ser muy útiles pues "ejercitan" nuestras vías neuronales (el conjunto de "cables" que une al sistema nervioso) para que la información viaje libremente desde y hacia el cerebro, médula espinal, y nuestras diferentes extremidades. Éstos nos ayudan a funcionar de manera más segura y mejor en TODAS nuestras actividades diarias deseadas. Podemos entrenarte en estos ejercicios si te sientes incomodo realizándolos por tu cuenta.

¿"El único tratamiento eficaz comprobado" para el latigazo cervical crónico?

Es posible que se haya preguntado, "Si me lastimo en un accidente automovilístico, ¿qué tratamiento debería utilizar para mi problema de latigazo cervical?" Esto puede ser todo un desafío, ya que tiene muchas opciones disponibles en el sistema de salud que van desde los enfoques relacionados con las drogas antiinflamatorias de todo tipos hasta los medicamentos narcóticos potencialmente adictivos. Por otro lado, hay productos nutricionales basados en vitaminas y hierbas, así como formas "alternativas" o "complementarias" de tratamiento como la quiropráctica, el ejercicio, la meditación, y muchos otros en el medio. Tratando de averiguar qué enfoque o tal vez qué enfoques combinados servirían mejor a sus necesidades es realmente difícil. Para ayudar a responder a esta pregunta, un estudio informó la superioridad de la gestión de la quiropráctica para los pacientes con latigazo cervical crónico, así como qué tipo de pacientes crónicos de latigazo cervical han respondido mejor a la atención. El trabajo de investigación se inicia con el comentario de una revista médica ortopédica que señala: "El tratamiento convencional [significado médico] de pacientes con síntomas de latigazo cervical es decepcionante" En el estudio, 93 pacientes fueron divididos en tres grupos que consisten en:

Grupo 1: pacientes con una "percha" de distribución del dolor (cuello y hombros superiores) y la pérdida de rango de movimiento del cuello (ROM), pero no hay déficit neurológico;

Grupo 2: pacientes con problemas neurológicos (brazo / entumecimiento de la mano y / o debilidad), además de dolor en el cuello y la pérdida ROM); y,

Grupo 3: Los pacientes que tuvieron dolor de cuello severo pero que tenían el cuello ROM normal y no hay pérdidas neurológicas.

El tiempo medio desde la lesión hasta el primer tratamiento fue de 12 meses, y se utilizó un promedio de 19 tratamientos durante un período de tiempo de 4 meses. Los pacientes se calificaron en una escala de 4 puntos que describe sus síntomas antes y después del tratamiento.

Los pacientes estaban libres de la categoría A del dolor;
Grado B pacientes informaron de su dolor como una "molestia";
Grado C pacientes que tenían limitaciones en la actividad parciales debido al dolor; y
Grado D pacientes que estaban incapacitados.

Aquí están los resultados:

Grupo 1: 72% reportó mejora de la siguiente manera: 24% eran asintomáticos, 24% mejoró por 2 grados, 24% por 1 grado y 28% informó ninguna mejora.

Grupo 2: 94% informó de una mejora de la siguiente manera: 38% eran asintomáticos, el 43% mejoró en 2 grados, el 13% por 1 grado, y el 6% tenía ninguna mejora.

Grupo 3: 27% informó de una mejora de la siguiente manera: 0% estaban asintomáticos, 9% mejoró en 2 grados, 18% en 1 grado, 64% no mostró mejoría, y el 9% empeoró.

Este estudio es muy importante, ya que ilustra la eficacia de la atención quiropráctica para pacientes que han sufrido un accidente de vehículo de motor con una lesión de latigazo resultante. Es importante tener en cuenta el tipo de presentación del paciente que responda de la mejor manera y cuiden los trastornos neurológicos asociados y el rango anormal del movimiento del cuello. Esto difiere de otros estudios no quiroprácticos donde se informa de que los pacientes con disfunción neurológica respondieron mal en comparación con un grupo similar al grupo A de los pacientes aquí presentados (dolor de cuello / hombro, ROM del cuello reducida, y con la función neurológica normal).

El Latigazo Cervical y su Manejo Quiropráctico

Las lesiones por latigazo ocurren como resultado de una aceleración repentina seguida de una deceleración, y el grado de la lesión depende de muchos factores. Algunos de ellos son: El tamaño del vehículo, las condiciones del camino, el ángulo del asiento, la "elasticidad" del asiento, la posición del reposacabezas, el tamaño del cuello del paciente, la posición del cuello y la cabeza del paciente al momento del impacto, si sabía que una colisión era inminente, etc. Por lo tanto, cada caso debe ser evaluado y administrado mediante un enfoque único y personalizado.

El enfoque quiropráctico comienza con la historia clínica y la examinación. Aquí, el doctor te preguntará varias cosas y realizará pruebas que le darán pistas para entender el mecanismo de la lesión, identificar los principales tejidos lesionados, y determinar el mejor método de tratamiento a utilizar.

Hay muchos diferentes tipos de enfoques de tratamiento quiropráctico disponibles para los pacientes con lesiones por latigazo. Por ejemplo, la terapia manual incluye manipulación de la columna, movilización, tracción manual, relajación y/o estimulación del músculo; la evaluación de la capacidad física del paciente con emisión de ejercicios específicos y consideraciones de como modificar el ambiente laboral, y/o el estilo de vida para evitar problemas. La manipulación quiropráctica es un enfoque muy común utilizado en el tratamiento de la disfunción articular. Es decir, para restaurar el movimiento normal de las articulaciones afectadas de forma negativa por el latigazo cervical. Los términos tales como, "bloqueado", "arreglado", "subluxación" y similares suelen utilizarse para describir la posición o función alterada de la articulación. Típicamente, la manipulación (también llamado "ajuste") se aplica perfectamente dentro del rango normal de movimiento de la articulación usando un "movimiento rápido" en una distancia corta en el sentido que intenta corregir la disfunción articular. Ya que el procedimiento es rápido y de corta distancia, los pacientes frecuentemente dicen, "¡se siente genial!" De hecho, si la posición antes del ajuste del paciente duele o le molesta, un quiropráctico usará un movimiento lento y movilizador en su lugar.

Las estrategias de ejercicio son importantes y empleadas típicamente tan pronto como sea posible. El tipo de ejercicio es (de nuevo) dependiente de cada caso, pero en general, los ejercicios se prescriben inicialmente de manera que restauren el movimiento con la menor molestia posible. El objetivo de incrementar el rango de movimiento, fortalecer la región lesionada con ejercicios de estabilización, y restaurar la actividad sensorio motriz a los músculos se convierte en el enfoque principal en el manejo del paciente lesionado. Cuando los discos intervertebrales están "fuera de su lugar" o alterados, las direcciones que minimizan el dolor irradiado son enfatizadas durante los ejercicios. Después de una cuidadosa formación en ejercicio, el paciente es instruido para realizar ejercicios en casa, con frecuencia varias veces al día, para la estabilidad de la columna y para restablecer el control y movimiento motor. Modificaciones ergonómicas y al estilo de vida diario se enfocan con frecuencia en evitar la posibilidad de que se irrite regularmente el área afectada, lo que interfiere con el proceso de curación. Si un paciente sobre trabaja su lesión en el ambiente laboral, las modificaciones pertinentes pueden ser determinantes en el éxito del programa de manejo de la lesión.

Tratamiento Quiropráctico para el Latigazo Cervical

El término 'latigazo' representa un conjunto de síntomas que se producen como resultado de una lesión de los tejidos blandos del cuello. Esto incluye al estiramiento y/o el desgarro de los músculos, tendones, ligamentos, tejido discal y/o lesiones de los nervios debido a los movimientos extremos que ocurren durante un evento de latigazo cervical (generalmente derivada de un accidente por automóvil). Hemos discutido el mecanismo de la lesión y el complejo de síntomas que pueden surgir en los artículos anteriores.

Entonces la pregunta es: ¿Qué número de pacientes que sufren una lesión de latigazo cervical, mejoran y recuperan a en comparación con aquellos que no lo hacen? En un estudio, se indicó que el 43% de los pacientes que sufren de síntomas a largo plazo después de un latigazo cervical. Más específicamente, si un paciente está todavía sintomático después de 3 meses después de la lesión, "... entonces hay casi un 90% de posibilidades que van a seguir estándolo." Y dirán que ningún tratamiento convencional ha demostrado ser eficaz para ayudar a estos casos crónicos. El propósito del estudio fue determinar la eficacia del tratamiento quiropráctico en un grupo de pacientes crónicos con latigazo cervical. Para ello, se estudiaron 28 pacientes heridos en accidentes de tráfico (20 mujeres y 8 hombres, entre las edades de 19-66, con una media de 39) durante un período de tiempo de 2 años. La gravedad de los síntomas se clasificó en una escala de A a D (A = síntomas mínimos vs D = síntomas incapacitantes, con B = C = molestia intrusiva o parcialmente incapacitante). Los que están en los grupos C y D, modificaron significativamente su trabajo o, perdieron sus puestos de trabajo y se basaron en el uso continuo de medicamentos. El tratamiento quiropráctico incluye manipulación espinal (ajustes), resistencia de los músculos controlados para mejorar la estabilidad y la coordinación, y el uso de hielo. El tratamiento en un centro de emergencias y / o con su médico de cabecera y la terapia física había sido utilizado previamente por un promedio de 15,5 meses, antes de entrar en este estudio basado en la quiropráctica. Inicialmente, 27 de los 28 fueron clasificados en grupos de síntomas C o D y los síntomas incluyen dolor de cuello (82%), rigidez en el cuello (36%), y otras quejas de dolor de cabeza, el hombro, el brazo y el dolor de espalda. Después del tratamiento con 26 de los 28 (93%) mejoraron, 16 por un grupo de síntomas y 10 por dos grupos de síntomas y este grado de mejoría fue evaluado y aceptado tanto por un cirujano ortopédico, así como por un quiropráctico. Diecisiete (61%) mejoraron a un punto de satisfacción donde la atención se suspendió después de la 1ª evaluación con 4 de los 17 teniendo en cuenta el retorno del tratamiento debido a un retorno de los síntomas. Los litigios aún estaban pendientes en 20 de los 28 casos en el momento que concluyó el estudio.

Este estudio es muy importante ya que más del 90% de los casos de latigazo cervical crónico mejoró con la gestión de la quiropráctica mucho más allá del punto de mejora obtenida a través del estándar de emergencia, medicina familiar y terapia física. Otros estudios han señalado que la intervención temprana o el tratamiento con manipulación y gestión de los enfoques quiroprácticos generalmente dan como resultado una respuesta más favorable en comparación con la espera de períodos de tiempo más largos. ¡Para poder obtener este nivel de éxito después de un promedio de 15,5 meses es verdaderamente notable!

Los métodos quiroprácticos se utilizan frecuentemente para los pacientes con lesión de "latigazo" lo que incluyen manipulación espinal, estiramientos, masaje, y promueven enfoques de autoayuda (esto incluye ejercicios, métodos de movilización para el hogar, modificaciones de ordenadores y otras modificaciones en el trabajo como se indica, y otros).

El síndrome de latigazo cervical: Tracción Cervical

Las lesiones por latigazo incluyen daño a los tejidos blandos del cuello como los músculos, tendones, ligamentos y tejidos miofascial. El grado de la lesión normalmente se clasifica en una escala del 1-3 de menor a mayor daño en los tejidos, respectivamente. Un esguince (lesión de ligamento) o desgarre (lesión de musculo o tendón) de grado 1, incluye perturbación o desgarre mínimo en los tejidos mientras que los esguinces y desgarres de grado 3 incluyen desgarre significativo de los tejidos y, posteriormente, tiempo de recuperación prolongado con mayor probabilidad de problemas residuales a largo plazo. Lesiones por latigazo más severas pueden resultar en fracturas, pero esos tipos de lesiones no están indicados para ninguna forma de terapia de tracción hasta después de que la fractura sane y se restablezca la estabilidad del cuello. Así que, la pregunta es, ¿qué papel juega la tracción cervical en el manejo del dolor de cuello asociado con el latigazo cervical?

En las lesiones por latigazo, cuando el paciente siente confort cuando tiran de su cuello, esa persona es candidata para tracción cervical. La cantidad de peso o fuerza de tracción y el periodo de tiempo se deciden en función de la comodidad del paciente y son sumamente variables. Por lo tanto, es importante empezar con un peso suficientemente bajo para evitar que se lesione el paciente por la terapia de tracción. Típicamente, 5 lbs (~2.2 kg) / 15min es un buen punto de inicio, de allí se irá incrementando el peso gradualmente hasta el máximo nivel tolerado.

Muchas compañías de seguros, con base en la lectura publicada sobre tracción cervical, lo consideran como una "necesidad médica" para el tratamiento y, por lo tanto, queda totalmente cubierto.

Hay muchos diferentes dispositivos de tracción cervical disponibles para su uso en casa, de los cuales, la unidad de tracción sobre la puerta es típicamente la menos costosa y en algunos casos, mandado antes de la prestación por parte del seguro para un dispositivo de tracción cervical neumático más costoso. A menos que existan razones para que la tracción sobre la puerta no sea tolerada, como dolor de mandíbula (debido a la presión de la correa), este enfoque es comúnmente utilizado. Este dispositivo incluye una bolsa de agua que es calibrada para el peso del agua y puede hacerse varias veces al día, dependiendo de cada caso. También hay un dispositivo de tracción tipo collar que permite al paciente moverse libremente en lugar de sentarse en un solo lugar. Sin embargo, la cantidad de peso se regula mejor con la bolsa de agua/posición de sentado. Hay dispositivos de tracción para cuando esté acostado que también pueden regularse con precisión por peso.

El latigazo cervical y terapias quiroprácticas

El latigazo cervical, también conocido como whiplash, hace referencia a lesiones musculares en el cuello, ocasionadas debido a un movimiento brusco y repentino de la cabeza, hacia adelante, a los lados o hacia atrás, principalmente debido a accidentes de tránsito. La mayoría de estos accidentes son automovilísticos, aunque también suelen ocurrir en centros laborales y escuelas. Uno de los principales problemas que conlleva el latigazo cervical, es que sus síntomas pueden manifestarse recién después de muchos años de sucedido el incidente.

Los principales síntomas producidos por el latigazo cervical, son dolor cervical, rigidez cervical, mareo, dolor de cabeza, cansancio, náuseas, visión borrosa y problemas para deglutir. Si cree que presenta algunos de estos síntomas, sería ideal que pase una consulta con el quiropráctico. Los quiroprácticos son especialistas entrenados para tratar los problemas asociados al esguince de cuello. La terapia quiropráctica se basa principalmente en cuidar los discos vertebrales, minimizar los espasmos musculares y mejorar los movimientos de la columna vertebral.

Dentro de las maniobras empleadas frecuentemente por los quiroprácticos, están los masajes que mediante suaves movimientos, se aplican en determinadas direcciones, en las zonas afectadas directa e indirectamente. También se trabaja sobre los músculos, con la finalidad de lograr suaves estiramientos. Muchas veces los músculos están extremadamente tensos como secuela del latigazo.

También se suelen emplear algunos ejercicios típicos para el tratamiento del latigazo cervical, como por ejemplo el ejercicio de McKenzie, el cual tiene la función primordial de lograr una mejor alineación de los discos, luego de un latigazo cervical. También se usan ejercicios de estabilización que actúan sobre el sistema nervioso, con la finalidad de optimizar los patrones de movimiento, logrando a la vez, una mejor estabilidad en la región cervical.

Las terapias quiroprácticas para tratar los latigazos cervicales pueden incluir algunas de las mencionadas anteriormente. Es importante acudir al quiropráctico lo antes posible luego de un incidente como el latigazo, pues de esta forma hay mayores posibilidades de lograr una pronta mejoría.

¿La quiropráctica puede ayudar con mi conmoción cerebral?

El síndrome de latigazo cervical (SLC) es el término adecuado que debe emplearse para referirse a los numerosos síntomas que se presentan como resultado de una colisión de vehículo a motor (CVM). En una reciente publicación de "The Physician and Sportsmedicine" (Volumen 43, No. 3, 2015; 7/3/15 en línea:1-11), el articulo "The role of the cervical spine in post-concussive syndrome" (El rol de la columna cervical en el síndrome de posconmoción cerebral) da un vistazo al cuello cuando éste se ve herido por causa de un accidente automovilístico y su relación con una conmoción cerebral.

Se estima que cada año ocurren cerca de 3.8 millones de conmociones, también llamadas "traumatismo craneoencefálico" leve (TCE), en los Estados Unidos, e irónicamente, es una de las lesiones menos comprendidas dentro de la medicina deportiva y las comunidades neurocientíficas. Las BUENAS NOTICIAS es que los síntomas de una conmoción desaparecen entre los 7 a 10 días en la mayoría de los casos; desafortunadamente, ese no es el caso para el 10% a 15% de los pacientes, para ellos los síntomas pueden persistir por semanas, meses o incluso años, momento para el cual se usa el término "sindrome posconmocion cerebral" (definido como tres o más síntomas que persisten por un periodo mayor a 4 semanas según el ICD-10, o tres meses después de una herida menor en la cabeza según el manual de diagnóstico y estadística de desórdenes mentales).

Ha habido avances significativos en el entendimiento de lo que sucede en la fase aguda de un TCE leve, desafortunadamente, hoy día no hay una explicación psicológica clara para la fase crónica. Estudios muestran que el rango de fuerza necesario para causar una conmoción cerebral es entre los 60 y 160g ("g" = gravedad), en perspectiva, 96.1g es el valor más común en una lesión de fútbol americano, un valor pequeño desde 4.5g en el cuello puede ocasionar una lesión leve. A pesar de esta diferencia, los síntomas reportados por personas heridas en CVM a baja velocidad y las lesiones sufridas por un jugador de fútbol americano, ¡son increíblemente similares!

Las investigaciones demuestran que si un individuo sufre una lesión donde la cabeza es acelerada entre 60-160g, es altamente probable que los tejidos de la columna cervical (cuello) también hayan alcanzado su límite de 4.5g. En un estudio basado en jugadores de hockey, los individuos que tuvieron una conmoción también tuvieron lesiones de cuello/SLC, indicando que estas lesiones son concurrentes. Las lesiones al cuello en el SLC incluyen los mismos síntomas que los exhibidos durante una conmoción: dolores de cabeza, mareos/pérdida del equilibrio, náuseas, problemas visuales o auditivos y del sistema cognitivo, por mencionar algunos.

El artículo concluye con cinco casos de TCE que respondieron positivamente a una combinación de rehabilitación activa Y terapia manual pasiva (manipulación de la columna cervical). ¡Los resultados favorecedores apoyan el concepto que las lesiones de cuello en el SLC son un aspecto sumamente importante a considerar al tratar pacientes con TCE!

El "enlace" entre las lesiones de cuello y la conmoción explica por qué la quiropráctica es esencial en el tratamiento de los pacientes que han sufrido una conmoción cerebral. Esto es especialmente cierto cuando los síntomas de una contusión persisten más de 1 mes.

Cuidados para un Latigazo Cervical

El latigazo o esguince cervical es una condición que ocurre por MUCHAS razones – de hecho, por cualquier cosa que resulte en un cambio súbito de la posición del cuello o la cabeza. Usualmente, hay una aceleración rápida que daña los tejidos blandos alrededor del cuello al estirarlos más allá de su límite. Por lo tanto, los términos más acertados para describir el latigazo son, "aceleración-desaceleración cervical" que es el mecanismo de la lesión, y "síndrome de latigazo cervical" (SLC) que indica el grado de la lesión.

Lo más común, cuando hablamos sobre un latigazo cervical, es imaginarse un choque automovilístico; sin embargo, antes de la invención del automóvil, el término "columna de pasajeros de tren" fue acuñado para describir lesiones en el cuello a causa de un choque ferroviario. Desde entonces, debido a pilotos aterrizando aviones en aerolíneas comerciales, lesiones deportivas, y el incremento del uso del automóvil, esta condición considerada una vez rara, ¡ha afectado a LA MAYORÍA de las personas en algún momento de nuestras vidas!

El tema de hoy será el cuidado personal durante un latigazo. ¿Cómo podemos ayudar en nuestra recuperación CUÁNDO tú o yo sufrimos una lesión de aceleración-desaceleración cervical? Ya que hay diferentes grados de severidad, ten en mente que *CADA CASO ES ÚNICO*, y SOLO discutiremos opciones generales. Lo primero que debes saber es, SIEMPRE deja que tus síntomas te guíen en el proceso de tratamiento – es decir, si sientes un dolor punzante o inmovilizador, *¡¡DETENTE!!* No lastimes tus tejidos de más. Hablaremos sobre una lesión de SCL común de grado II (lesión en los tejidos blandos que limita el movimiento, pero sin daño en los nervios) y revisaremos las etapas aguda y sub-aguda de la misma.

Etapa 1 - AGUDA: La fase inflamatoria (hasta 72h). El HIELO es necesario para reducir la hinchazón (inflamación). Limita el movimiento del cuello, pero trata de evitar usar un collarín a menos que no tengas opción, pues incluso pequeños movimientos que eviten dolores punzantes, son mejores que no tener movimiento alguno. Un collarín podría requerirse al conducir (en especial si el camino es irregular), las hierbas antinflamatorias como jengibre, cúrcuma, incienso de la India, bioflavonoides, y otras reducen la hinchazón SIN irritar el estómago, hígado, riñón, y NO inhibe los químicos que necesitas para recuperarte (como sí lo hacen los AINES). Después de una lesión se debe comenzar el tratamiento quiropráctico tan pronto como sea posible. Puede que solo usemos un dispositivo de tracción manual leve y/o movilización, siempre dentro de límites de dolor razonables. *¡Se ha comprobado que el tratamiento temprano es lo mejor!*

Etapa 2 - SUB-AGUDA: La fase de reparación (de 72h a 14 semanas). Si te ayuda a reducir el dolor, se puede seguir utilizando el hielo. También puedes alternar entre frío y caliente con secuencias de 10/5/10/5/10 minutos, comenzando y terminando con el frío (esto "impulsa" los tejidos). Ejercicios de rango de movimiento cervical con BAJA resistencia (usa 1 o dos dedos contra tu cabeza y empújala hacia el frente, atrás, a los lados, y rótala; primero de forma isométrica – no movimiento la cabeza, y cuando lo toleres, de forma "isotónica" – moviendo la cabeza contra la presión BAJA aplicada en AMBAS direcciones dentro del rango que evita dolor punzante). El movimiento, fuerza, dolor, y coordinación se gestionan mejor cuando se usa una resistencia baja + movimiento en comparación de cuando no hay movimiento (isométrico). Los métodos de "liberación miofascial" (que te enseñaremos) que pueden aplicar en casa incluyen: auto-masaje, usar una pelota de tenis y/o un rollo de espuma, usar un bastón terapéutico o Intracell (Barra de ejercicios), entre otros. Durante esta fase de reparación, ¡los ajustes quiroprácticos REALMENTE ayudan!

Etapa 3 – Fase de reparación (de 14 semanas a 12 meses o más): En esta etapa, ya han pasado de 3 meses a 1 año desde el accidente, por lo que DEBEMOS ser más "agresivos" con el tratamiento. Hacia el final de las etapas aguda y subaguda, deberías haber realizado ejercicios enfocados en la recuperación de movimiento (ejercicios de rango de movimiento con baja resistencia), además de seguir las técnicas de liberación miofascial usando rollos, pelotas de tenis, bastones terapéuticos (TheraCane) y/o intracell (y posiblemente otros). Es NECESARIO continuar con el uso de estos métodos, pues ayudan a reducir las probabilidades de que alguna cicatriz en los tejidos se vuelva permanente. En esta etapa, te guiaremos a través de ejercicios más avanzados como aeróbicos (caminar, correr o combinaciones de ambos), pues los estudios muestran que los ejercicios aeróbicos ayudan en VARIOS tipos de lesión, incluyendo lesiones de SLC/ADC. El estiramiento de los músculos y trabajar con ejercicios de equilibrio desafiantes (tablas columpio, vigas de equilibrio, bolas de gimnasio, y movimientos específicos manteniendo los ojos cerrados) es MUY IMPORTANTE, pues ayudan a tu sistema neuromotor a readaptarse y reintegra las uniones neurológicas que se rompieron o bloquearon por causa del daño en los tejidos, también ayudan a eliminar los patrones de movimiento incorrectos que se desarrollaron al buscar maneras de evitar dolor. Los ejercicios de fortalecimiento deben incluir todo el cuerpo, pues la cabeza se sostiene al cuello; el **cuello al tronco, el tronco a las piernas, y TODO esto, se sostiene sobre los pies (por lo que incluso consideraremos estabilizar la articulación subastragalina en el tobillo** y si hay pronación excesiva, ¡los aparatos ortopédicos pueden ayudar a los pacientes con lesión por latigazo!)

Etapa 4: Crónica (Permanente): TODO LO QUE SE HA DICHO puede emplearse desde el primer día y hasta los dos años desde el accidente para "mantener" el mejor nivel de funcionalidad. Si después de ese tiempo aun sientes dolor, trata de "ignorarlo" y SIGUE MOVIÉNDOTE", mantente activo, involúcrate en el trabajo y actividades familiares, y NO dejes que te "gane" esa condición. <u>¡*EVITA DISCAPACIDAD CRÓNICA*</u> manteniéndote activo y saludable!

El poder del pensamiento positivo

Cuando hablamos sobre la recuperación de una lesión por latigazo, la evaluación rápida, el tratamiento, la educación, tranquilizar y dar consejos al paciente, puede ser **_MUY EFECTIVO_** para ayudarlo a mejorar en la etapa aguda de la lesión (primeros tres meses). Pero después de tres meses, cuando la condición comienza a volverse crónica, ¿qué intervenciones son las más efectivas? Más específicamente, ¿cuál es el papel de la "actitud positiva" en el resultado del tratamiento? Podemos "clasificar" las lesiones por latigazo en tres categorías principales: SLC de grado I (síndrome de latigazo cervical) – Lesión en los tejidos blandos sin pérdida de rango de movimiento; SLC de grado II – Lesión del tejido blando con pérdida de movimiento cervical o en el cuello; y SLC de grado III – Todo lo anterior MÁS problemas neurológicos (entumecimiento, hormigueo, y/o debilidad en los músculos). Estadísticamente, los pacientes con lesiones de SLC de grado I y II generalmente tienen una buena reacción a tratamientos que incluyen ejercicios y terapia de grupo. Después de 6 meses, 65% de los pacientes son capaces de volver al trabajo, 92% son capaces de regresar al menos en modalidad de medio tiempo, y 81% reporta que no necesitan más tratamiento. Adicionalmente, se reporta que los ejercicios de coordinación también son útiles y se recomienda se incluyan en los tratamientos.

Dentro de los pacientes con SLC crónico (más de tres meses de síntomas), *los que tenían pensamientos negativos tuvieron peores resultados que aquellos que no tenían miedo de realizar las actividades y fueron menos emocionales en situaciones demandantes.* Más importante, los pensamientos negativos y la sensación que el dolor aumenta pueden **MEJORARSE** usando un enfoque de tratamiento estructurado que incluye educación sobre la neurofisiología del dolor y cómo superar el miedo asociado al dolor crónico. De hecho, el predictor **MÁS** importante de discapacidad persistente en los pacientes con SLC crónico es qué tan bien el paciente cree que él/ella PUEDE realizar una actividad y su reacción ante el estrés. Así que, ¿cómo se hace?

Como mencionamos anteriormente, un conocimiento mejorado sobre el dolor y cómo el sistema nervioso está "conectado" -desde la punta del dedo tocando una superficie caliente hasta el centro de procesamiento central en el cerebro- REALMENTE AYUDA. Cuando el proceso se comprende, se reduce mucho del "miedo a lo desconocido" que los pacientes con SLC crónico experimentan. Cuando lo piensas, *el dolor de hecho es algo bueno,* nos advierte cuando disminuir o detenernos Y nos dice cuándo está bien continuar nuestras actividades. Nos ayuda a definir límites dentro de los cuales podemos FUNCIONAR DE FORMA SEGURA al avisarnos cuando DISMINUIR o modificar. El ejercicio y mantenerse activo son algunos de los factores más importantes en el éxito del manejo de casi cualquier condición musculo esquelética, y saber la diferencia entre "seguro" y "dañino" al interpretar el dolor puede resultar en un menor riesgo de dolores crónicos.

Una vez que este "conocimiento" se entiende y aprecia, el paciente literalmente se "prueba" a sí mismo que está en CONTROL de su cuerpo y condición, y puede comenzar a regresar a sus funciones normales. El éxito de este enfoque se centra en introducir al paciente de SLC a un proceso de reintegración de las actividades paso a paso a través de ejercicios estructurados y una dirección cuidadosa. Por ejemplo, los músculos pueden debilitarse y encogerse dentro de 24-48 horas de permanecer inactivos. Después de días, semanas, meses y/o años de inactividad o actividades adaptadas, este tipo de debilidad se vuelve obvia y el paciente de latigazo cervical puede estar gradualmente más y más asustado de realizar actividades / ejercicios por miedo a que pueda empeorar el problema. Esos pensamientos negativos son una **_GRAN BARRERA_** que superar, pero debe lidiar con ellos para tener éxito en regresar a su vida normal. Como quiroprácticos, lo guiaremos en este proceso de aprendizaje. Cuando se necesita, usualmente trabajamos en conjunto con otros especialistas para alcanzar esa meta. Recuerda, **EL PODER DEL PENSAMIENTO POSITIVO** puede determinar si tendrás un resultado exitoso - ¡permítenos ayudarte en este proceso!

Prevención

Cómo evitar un latigazo o esguince cervical

Un latigazo o esguince cervical es un problema común después de un choque vehicular, y porque la prevención es la mejor medicina, aquí hay algunos consejos para EVITAR cualquier tipo de choque: ¡NO coma, quite los ojos del camino mientras platica, juegue con el radio o ipod, hable por celular, o escriba un mensaje mientras maneja! El consejo nacional de seguridad estima que 1.6 millones de los accidentes viales son causados por el uso del teléfono celular, y eres cuatro veces más propenso a chocar mientras hablas por teléfono. En 2011, el 23% de los choques vehiculares involucraron el uso del celular, y de esos, 21% (que involucraba personas entre los 16 a 19 años) fueron fatales. Un buen sitio web para revisar CON TUS HIJOS es www.textinganddrivingsafety.com. El escribir un mensaje mientras conduces te hace quitar, por al menos 5 segundos, los ojos del camino, lo que equivale en distancia al largo de un campo de futbol americano si viajas a 55 mph (~88 km por hora). Hablar por teléfono incrementa el riesgo de un choque en un 30%, ¡pero escribir un mensaje lo aumenta en un 2,300%! Alrededor de 1 de cada 7 conductores entre los 16 y 20 años involucrados en accidentes vehiculares admite haber estado mensajeando o hablando por teléfono cuando ocurrió el accidente, y 82% de los americanos entre 16 y 17 tienen celulares. Un tercio dice que mensajea mientras manejas, 52% dice hablar por teléfono, y 77% de los jóvenes adultos están seguros que son capaces de manejar y escribir mensajes al mismo tiempo. Alrededor de la mitad de los conductores jóvenes han visto a sus padres manejar y hablar por celular al mismo tiempo, y 15% los han visto escribir mensajes mientras manejan. Uno de cada cuatro adultos ha enviado o recibido mensajes mientras conducían y la mitad de los niños entre 12 y 17 años han estado en un auto en el que el conductor escribía mensajes mientras manejaba. Uno de cada cinco conductores de CUALQUIER edad, confiesa haber escrito mensajes o navegado por la red mientras conducía Y lo "justifica" con excusas como: "leer un mensaje es más seguro que escribir y enviar uno", "pongo el teléfono cerca del parabrisas para tener mejor visibilidad", "me separo más del carro de enfrente cuando lo hago", y "sólo escribo mensajes cuando estoy en una señal de pare o una luz roja."

¿Qué se puede hacer para cambiar este comportamiento? Diez estados de Estados Unidos prohíben a TODOS los conductores tener el celular en la mano mientras conducen y 32 estados prohíben a los conductores novatos el total uso del teléfono; 39 estados prohíben a los conductores escribir mensajes. Los padres puedes usar "DRIVECAM" para monitorear el auto de sus hijos – monitorea la actividad de los jóvenes y provee información en tiempo real con video. Otra opción es la aplicación "Drive Mode" de AT&T, es gratuita para Android y blackberry y evita que se puedan escribir mensajes mientras se está al volante. Tanto padres como adolescentes, pueden firmar el pacto "conduce sin mensajear" en textinganddrivingsafety.com. Algunos sitios en las redes sociales sobre concientización de mensajear mientras se conduce se encuentran en Facebook y Twitter, los pueden buscar como: @RayLaHood, @DistrationGov, @NHTSgov, @DriveSafely. También se recomienda que revisen blogs como FromReidsDad.Org, RookieDriver.wordpress.com, ctdrive.blogspot.com, y/o EndDD.org.

Un Proyecto en Bélgica engañó a los conductores adolescentes haciéndolos creer que tenían que ser capaces de conducir y mensajear en una calle angosta para pasar la prueba de manejo. Los resultados, que pueden ver en Youtube, fueron tanto graciosos como aterradores. Algunas reacciones de los estudiantes incluyeron: "Si esto se vuelve una ley, dejaré de conducir", "es imposible", "lo que piden es peligroso", "personas morirán" y "honestamente, me siento como un idiota que no puede conducir."

¡Conduce con precaución y disfruta una feliz y larga vida!

EL Latigazo Cervical – ¡Teléfonos Celulares y Otras Distracciones al Conducir!

Este artículo busca discutir consejos MUY eficaces para reducir las probabilidades de tener un accidente de tránsito en Las Vegas. Los consejos más básicos incluyen no beber y conducir, no utilizar el teléfono celular y conducir, y no "textear" mientras conduces. Puedes utilizar un teléfono con manos libres o mejor aún, detenerte para hablar ya que no puedes concentrarte mientras marcas / envías mensajes de texto, y seguir prestando la debida atención a lo que se supone que debes estar haciendo – es decir, ¡conducir!

Según un estudio realizado por la Universidad de Utah, distraerse al hablar por teléfono celular mientras conduces es peor que estar borracho. Se estima que conducir sin prestar atención es un factor presente en de 20% a 50% en todos los accidentes de tránsito registrados por la policía de los cuales de 8% a 13% son causados por que el conductor estaba distraído.

Se cree que es la "carga de trabajo cognitivo" o la parte "pensante" durante una conversación la que provoca la distracción principal y no el uso de las manos. Al compararse con hablar con un pasajero, la Universidad de Carolina del Sur informó que la planificación para hablar le exige al cerebro mucho más que escuchar. Hablar con otros pasajeros o por un teléfono celular no son las únicas o las distracciones más comunes al conducir.

Sin embargo, un informe preliminar de la Universidad de Utah determinó un aumento del 600% en accidentes relacionados con distracciones por mensajes de texto. Obviamente porque se aparta la vista de la carretera y, en algunos casos, se deben soltar las manos del volante para mensajear. Es de interés que alrededor del 50% de los conductores de entre 16 y 24 años de edad, en comparación con el 22% de conductores de entre 35 y 44 años de edad, han admitido que mensajean mientras conducen. Algunos de los accidentes de tráfico más publicitados recientemente y que fueron causados por que el conductor enviaba mensajes de texto, incluyen un piloto de un tranvía en Boston, en mayo de 2009, y la colisión del tren Chatsworth en 2008, que mató a 25 personas.

En julio de 2009, un informe de Virginia Tech presentó el video de 200 conductores de camiones que recorren largas distancias, más de 3 millones de millas en conjunto, y concluyó que el 81% de los eventos críticos de seguridad involucraban distracciones al conducir. Determinaron que los mensajes de texto fue el mayor riesgo para la seguridad por representar un riesgo de 23 veces más probabilidades de quitar la vista de la carretera. Otra causa importante de la distracción es la somnolencia, lo que aumentó el riesgo de un accidente o casi accidente en 4 veces, tratar de alcanzar un objeto en movimiento aumenta el riesgo en 9 veces, la lectura = 3 veces, aplicación de maquillaje = 3 veces, marcar un teléfono celular = 3 veces y hablar o escuchar un dispositivo auricular = 1,3 veces. Comer mientras se conduce es también un riesgo.

Cómo Evitar una Lesión por latigazo

La pregunta es, ¿Qué podemos hacer para EVITAR o prevenir una lesión por latigazo?

Paso 1: COMPRA UN AUTO MÁS SEGURO Hay muchos recursos que puedes revisar, tales como el "Insurance Institute for Highway Safety" (Instituto de Seguros para la protección en autopistas) que han publicado calificaciones para los asientos y reposacabezas más seguros, e incluye muchas marcas y modelos de automóviles, SUVs, y camionetas. Por ejemplo, Volvo y Saab recientemente diseñaron asientos que colapsan hacia atrás al momento del impacto para minimizar el efecto rebote de una colisión por detrás, y por consiguiente minimizando el movimiento que realiza el cuello y la cabeza. Por lo tanto, antes de que COMPRES tu próximo auto, revisa el diseño estructural del vehículo, su tamaño y peso, el sistema de retención, las bolsas de aire, los reposacabezas y sus características para evitar choques. Recuerda, en general, los autos pequeños te ponen en mayor riesgo simplemente porque menor masa equivale a menos protección.

Paso 2: POSICIONA EL REPOSACABEZAS ADECUADAMENTE. Esto significa colocarlos en su posición de "arriba". El problema más común con los reposacabezas es que los posicionan muy abajo y ofrecen poca o nula protección si y cuando eres impactado por detrás. De hecho, 80%

de los vehículos tienen el reposacabezas en la posición "abajo", lo cual (sorprendentemente) es PEOR que no tener un reposacabezas en lo absoluto. Esto se debe a que cuando el reposacabezas está muy abajo, actúa como un fulcro, golpeando el centro del cuello promoviendo MÁS hiperextensión cuando se compara con no tener un reposacabezas en lo absoluto. Recuerda, los reposacabezas están diseñados para ajustarse a una "persona promedio", haciendo difícil que una persona alta o baja pueda encajar correctamente. Una buena posición para un reposacabezas es dentro de 1 pulgada (~2.5 cm) de la parte posterior de la cabeza y 1-2 pulgadas (~2.5-5 cm) por encima de la mitad de la cabeza ya que el "deslizamiento" ocurre a menudo, especialmente si el asiento está reclinado hacia atrás, y todo el cuerpo se desliza arriba y por encima del reposacabezas.

Paso 3: PREPARATE PARA EL CHOQUE. Esto de hecho puede NO ser posible ya que el movimiento de "latigazo" ocurre en menos de 500 ms y la contracción voluntaria de los músculos ocurre en alrededor del doble del tiempo, sin mencionar que un choque puede ocurrir a velocidades luz dejándote con poco tiempo para prepararte. Sin embargo, si sí tienes tiempo para prepararte, haz lo siguiente: 1. Pon la cabeza y el cuello hasta atrás, hasta que estés en contacto con el asiento y el reposacabezas correctamente ajustado. 2. Extiende los codos y estira los brazos sujetándote firmemente del volante en preparación.

3. Coloca tu pie en el freno tan firmemente como sea posible (suponiendo que estás detenido). 4. Mira hacia el frente evitando cualquier rotación o giro del cuello y la cabeza. 5. Inclina la cabeza ligeramente hacia atrás de manera que tus ojos apunten hacia la parte superior del parabrisas. 6. Antes del impacto, encoge los hombros hacia las orejas y sujétate firmemente.

Paso 4: BUSCA TRATAMIENTO INMEDIATAMENTE. Es critico que comiences a tratarte tan rápido como sea posible pues hay una enorme ventaja en comenzar el tratamiento temprano, especialmente dentro de las primeras dos semanas tras el accidente para evitar la probabilidad de problemas crónicos potencialmente incapacitante.

Paso 5: PON ATENCIÓN MIENTRAS CONDUCES. Muy a menudo, nos distraemos mientras conducimos. Cada vez que nuestros ojos dejan de ver el camino, el potencial de sufrir un accidente se incrementa significativamente. Esto puede ocurrir al cambiar la estación de radio, por comer mientras manejas, leer mientras manejas, hablar por teléfono, mensajear (equivale al efecto de 2-3 bebidas alcohólicas), conducir bajo la influencia de ciertos medicamentos recetados (analgésicos, por ejemplo), conducir bajo la influencia del alcohol u otros agentes químicos, y girar la cabeza para conversar. Tenemos la responsabilidad, cuando conducimos, de mantener los ojos en la carretera, ya que muchos accidentes ocurren dentro de meros segundos. Si no prestamos atención, entonces no seremos capaces de evitar una posible colisión.

Paso 6: EL CONCEPTO DE "NO DAÑOS, NO LESIÓN DE LATIGAZO" SIMPLEMENTE NO ES CIERTO. De hecho, es justo lo contrario. Es decir, cuanto mayor sea la cantidad de deformación de los metales al momento de la colisión, mayor será la cantidad de absorción de energía que ocurra, lo que se traduce en menos fuerza transferida a los pasajeros (es decir, tú o yo). Esta es la razón por la que, muchas veces, las personas resultan lesionadas en colisiones de baja velocidad, porque no hay energía absorbida en la deformación de los metales como se observó en la ausencia de o mínimos daños al vehículo.

Paso 7: SIGUE LAS ÓRDENES DE TU DOCTOR. Es muy importante que no nos lastimemos más inadvertidamente al NO seguir los consejos de nuestro médico. Esto significa usar hielo inicialmente para reducir la inflamación e hinchazón, posiblemente usar un collarín suave los primeros días para "descansar" las estructuras lesionadas, seguir un consejo nutricional adecuado para una cicatrización óptima, y seguir las recomendaciones de ejercicios. El último enfoque de tratamiento es vital en la prevención de problemas de cuello crónicos. Otras maneras en las que REALMENTE puedes ayudar es seguir las instrucciones de tracción cervical. La tracción cervical es un método muy efectivo para reducir los espasmos musculares, separar los espacios articulares, mejorar la transferencia de nutrientes y el contenido de agua a los discos, reducir el efecto de los nervios intervenidos, y como resultado, acelerar el proceso de recuperación. Sigue el esquema de tratamiento; es decir, ¡NO FALTES A LAS CONSULTAS! Durante las consultas, es necesario discutir no sólo lo que ha funcionado bien, sino también lo que puede no estar funcionando para que puedan modificar tu programa de tratamiento de forma oportuna. El objetivo principal del manejo del latigazo es prevenir que la condición se vuelva crónica, ¡y las primeras semanas de tratamiento son críticas para ello!

Paso 8: MODIFICACIONES ERGONÓMICAS. Una parte importante de manejar las lesiones por latigazo es prevenir irritaciones en la zona afectada por tareas que tenemos que hacer. Por lo tanto, tu quiropráctico discutirá contigo sobre cambios a tu ambiente de trabajo para un posicionamiento óptimo y evitar la mala postura, cosas como usar sillas con descansa brazos, modificaciones de postura, y la manera adecuada de posicionar la pantalla de la computadora. La posición correcta para dormir y el diseño de las almohadas también pueden ser temas a revisar.

Cómo prevenir un latigazo (esguince) cervical

Cuando escuchamos el término "síndrome del latigazo", usualmente visualizamos un choque o colisión en la parte trasera del vehículo que dispara la cabeza hacia el frente y después hacia atrás de forma violenta causando una lesión de cuello, lo que normalmente NO nos viene a la mente es "cómo evitar el síndrome del latigazo", que es el tema de este mes. ¡Veamos!

De acuerdo con la "campaña de prevención del síndrome del latigazo", la forma más efectiva de prevenir lesiones por latigazo en un choque, es comprar un vehículo con un respaldo de cabeza de gran calidad y ¡AJUSTARLO DE FORMA ADECUADA!; aunque las bolsas de aire y el cinturón de seguridad (y otros dispositivos y sistemas de seguridad) ayudan a protegernos en caso de un impacto frontal o lateral, un asiento correctamente diseñado y un respaldo de cabeza ajustado oportunamente será nuestra mayor protección ante lesiones por latigazo en una colisión desde atrás.

¡Así es como funciona! El problema más común con los respaldos de cabeza, es el cómo están posicionados. En la mayoría de los casos, está colocado muy abajo y muy lejos de la parte trasera de la cabeza. En un "típico" accidente donde el impacto se da desde atrás, el carro y el asiento se mueven hacia el frente mientras que la cabeza, que no cuenta con sujeciones, permanece estática, resultando en una extensión relativa de la columna cervical (cuello). Esta "hiper-extensión" se ve exagerada por un asiento semireclinado, que debido a la velocidad a la que se mueve el cuerpo, ¡actúa como rampa y ocasiona que la cabeza y el cuello se deslicen por encima del respaldo de cabeza! Además, la "elasticidad" del asiento (es decir, que se mueva fácilmente) puede aumentar aún más la fuerza con la que el cuerpo se dispara hacia el frente al momento del impacto y exagera el "rebote" de la cabeza y el cuerpo DESPUÉS de la híper-extensión del cuello, cuando el cuerpo se mueve hacia el frente en la segunda fase de las lesiones por latigazo. Un respaldo de cabeza adecuadamente ajustado (y colocando el asiento en un ángulo prudente) NO permite que la cabeza pueda sobrepasarlo, previniendo así lesiones en la primera fase ocasionada por colisiones traseras.

Para ajustar el respaldo de la cabeza adecuadamente, pídale a otra persona que lo apoye moviendo el respaldo mientras se encuentra sentado en una posición correcta. Una vez que el respaldo esté en la posición correcta, ponga un pedazo de cinta y/o marque el pasador que fue adecuado para usted para que, si alguien más utiliza el vehículo y lo modifica, ¡pueda regresarlo fácilmente a la altura adecuada para usted! Notas: 1)

No incline el asiento a más de 20 grados; 2) mientras esté sentado confortablemente, pídale a la otra persona que suba o baje el respaldo de la cabeza hasta que las partes superiores del respaldo y su cabeza se alineen; 3) Mueva el respaldo de la cabeza hacia el frente hasta que esté a 5 cm (2 pulgadas) de la parte posterior de su cabeza, porque los respaldos cercanos a la cabeza son 2 veces más efectivos en la prevención de lesiones que los que se encuentran alejados.

Desafortunadamente, un estudio canadiense realizado en el 2002 encontró que solo el 14% de los respaldos para cabeza evaluados estaban debidamente ajustados. En Reino Unido, el porcentaje mejoró un poco (28%), pero eso significa que el 72% de los ocupantes de los asientos delanteros, no ajustaron sus respaldos adecuadamente ¡o tenían respaldos para cabeza que no podían ajustarse apropiadamente! Del 28% restante que sí tenía su respaldo ajustado debidamente, ¡11% tenían un respaldo fijo (no ajustable) donde la protección estaba limitada a una persona de baja estatura!

BOLSAS DE AIRE: Además de un respaldo en la posición adecuada, tener un vehículo equipado con bolsas de aire es descrito como: "esencial en la prevención de heridas o la muerte", especialmente en choques frontales. Las bolsas de aire son dispositivos que se inflan en una fracción de segundo en un choque severo. La localización de las mismas depende del año, lugar de fabricación o modelo del vehículo; lo usual es que se localicen sobre el tablero y volante, cerca de la guantera frente al asiento del copiloto, y posiblemente en las puertas y/o en la columna entre ellas. Las bolsas de aire ofrecen una protección adicional que los cinturones de seguridad por sí mismos no pueden ofrecer y pueden evitar que la cabeza y el pecho se impacten contra el volante, tablero o la puerta en el caso de las bolsas laterales. Las bolsas frontales, por lo general, no se despliegan en colisiones traseras o laterales mientras que las laterales se desplegarán en impactos laterales o volcaduras, brindando protección entre los ocupantes y las puertas, ventanas o techo. Para maximizar la protección y prevención de lesiones por impactos frontales, realice lo siguiente cada vez que entre al vehículo: 1) Siempre porte tanto la parte del hombro como la del regazo del cinturón de seguridad pues las bolsas de aire están diseñadas para trabajar EN CONJUNTO con ellos; 2) mantenga una distancia segura (al menos 10 pulgadas/25 cm) entre usted y la bolsa lateral del lado del conductor, si está muy cerca se arriesga a hacer contacto con ella mientras se infla, lo cual puede resultar en raspones y moretones; 3) posiciona el volante hacia tu pecho (no hacia la cabeza o cuello); 4) mueve el asiento del pasajero lo más atrás que se pueda por la distancia/tamaño mayor de la bolsa de aire entre él y el compartimiento de la bolsa; 5) asegúrese que los pasajeros eviten colocar sus pies sobre el compartimiento encima de la guantera o coloquen objetos entre ellos y el mismo.

CINTURÓN DE SEGURIDAD: Se estima que sólo en Canadá, si todos los conductores y pasajeros utilizaran su cinturón de seguridad, ¡300 fatalidades serían evitadas cada año! Los cinturones de seguridad siempre se han considerado la MEJOR medida de protección contra lesiones o la muerte en un accidente automovilístico. Éstos, normalmente cruzan el pecho y regazo y evitan que el ocupante salga disparado o se golpee contra el interior del vehículo. A continuación, se dan algunos puntos importantes a recordar: 1) Use un sistema de pecho y regazo siempre que sea posible; 2) Siéntese derecho, posicionando el cinturón de regazo sobre los huesos pélvicos (cadera), NO sobre el estómago; 3) posicione el arnés de hombro sobre el hombro, cruzando el pecho, y NUNCA se ponga el cinturón detrás de la espalda o debajo del brazo; 4) todos los pasajeros deben usar el cinturón de seguridad sin importar si el vehículo está o no en movimiento; y 5) si hay una pasajera embarazada, debe colocar el cinturón del regazo sobre los huesos pélvicos debajo del bebé, no por arriba o encima del estómago/bebé.

FRENOS ABS (ANTIBLOQUEO): En este sistema, sensores y controladores electrónicos evitan que las llantas se bloqueen o traben cuando el pedal del freno se pisa con mucha fuerza para ayudar al conductor a mantener el control sobre superficies sueltas, mojadas o resbalosas. Esto ayuda a prevenir un derrape y puede resultar en una distancia menor de frenado. Un sistema ABS también puede ayudar a realizar vueltas de manera más segura permitiendo una presión máxima de frenado. Algunos consejos son: 1) MANTENGA PRESIONADO / NO PRESIONE Y SUELTE REPETITIVAMENTE el freno firmemente; 2) siga manejando el volante y esquivando objetos mientras presiona el freno (no suelte el volante); 3) NO espere que la distancia de frenado sea mucho menor a la de frenos tradicionales; 4) lleve a revisión su vehículo y los frenos ABS según el número de millas (km) que indique su manual; y 5) LO MÁS IMPORTANTE, manténgase a una distancia segura del vehículo frente a usted, ¡NO SE PEGUE A ÉL!

Control electrónico de estabilidad (CES): La importancia de la función de seguridad CES se vuelve MUY APARENTE cuando comienzas a perder control del vehículo en la nieve o el hielo. El CES ayuda al conductor a mantener el control en superficies resbalosas o cuando el conductor requiere maniobrar a gran velocidad. Al igual que los sistemas de frenos anti-bloqueo, el CES compara la dirección de giro y frenado que se pretende contra la respuesta del vehículo en relación de las aceleraciones laterales y de giro y las velocidades individuales de las llantas. El CES puede, entonces, aplicar presión de frenado en llantas delanteras o traseras individualmente y/o reducir la potencia del motor para ayudar a corregir los errores en las condiciones para alcanzar la dirección. También controla el "control de tracción" sensando el deslizamiento de las llantas durante las aceleraciones y aplicando de forma individual el freno en la(s) llanta(s), y/o reduciendo la potencia del motor hasta que se recupere el control. Los estudios han demostrado que el CES puede reducir el riesgo de volcadura, especialmente en las SUVs, algunas vans, y pickups, debido a que tienen un centro de gravedad más alto. El CES ya es una "característica estándar de seguridad" en la mayoría de los vehículos con un alto riesgo de volcadura. Aunque el CES no puede prevenir un choque en todas las situaciones, ¡definitivamente ayuda a prevenir algunos! "El instituto de seguros para la seguridad en las autopistas" reporta que, si TODOS los vehículos contaran con CES, ¡se podrían evitar alrededor de 10,000 accidentes fatídicos cada año!

Los sistemas de control de tracción (TCS): (también conocido como ASR - Acceleration Slip Regulation) están diseñados para prevenir la pérdida de tracción en las llantas cuando el conductor pisa muy rápido el pedal de gas. Cuando una llanta "resbala", el TCS lo detecta y ajusta continuamente la presión de los frenos para asegurar el máximo contacto entre la llanta y la superficie; lo anterior es especialmente útil en caminos mojados y/o congelados para prevenir que se pierda el control del vehículo. La mejor manera de entender el TCS es verlo como el contrario u opuesto del ABS, ya que el TCS limita la sobre aceleración mientras que el ABS evita que haya demasiada desaceleración. Por ejemplo, cuando una luz cambia de roja a verde y el pavimento está congelado y las llantas comienzan a resbalar, el TCS alentará las llantas al instante para eliminar el deslizamiento.

Luz de circulación diurna (DRL): Estas son luces que se encienden automáticamente cuando el vehículo comienza a moverse, normalmente son luces de color blanco, amarillo o ámbar. Es un método de bajo costo para mejorar la visibilidad con el objetivo de reducir los accidentes de día.

OTROS: Los Sistemas de detección de punto ciego son marcadores en un lado del espejo retrovisor que ayudan a los conductores a saber si hay algún vehículo u objeto cerca de ellos en los puntos ciegos. Si algún vehículo se encuentra en el punto ciego y el conductor activa su direccional, el sistema alertará al conductor ya sea con un sonido o una luz de su presencia. ¡Se estima que con este sistema se evitarán alrededor de 450,000 choques cada año! Otro sistema de prevención son los **sensores de reversa,** los cuales suenan una alarma si se hay algún objeto o persona en la parte trasera del vehículo. De forma similar, un **sistema de advertencia de colisión frontal con frenado automático** detecta cuando el conductor está por chocar con un vehículo enfrente e informa sonando una alarma, prendiendo una luz o ambas; los frenos se activan automáticamente para advertir a los conductores del peligro. El **sensor de salida del carril** advierte al conductor cuando se está saliendo de su carril a través de un sonido, una luz, y/o haciendo vibrar el volante. ¡Algunos sistemas incluso regresarán al vehículo a su carril!

Cómo mejorar sus probabilidades de supervivencia de un Accidente

Se podría preguntar, ¿Qué tiene que ver este título con la quiropráctica? A menudo se dice que nuestro manejo del caso o la atención al paciente es mucho más que lo que hacemos con nuestros pacientes en nuestra clínica. La parte de la educación del paciente de nuestro plan de atención con frecuencia puede hacer o encontrar un resultado exitoso después de un accidente de tráfico en Las Vegas. Ese es el objetivo de esta actualización de Salud para salvar potencialmente su vida mediante la potenciación con el conocimiento necesario cuando sea el momento de comprar su próximo vehículo. Esto tiene que ver sobre las características específicas de los automóviles que contribuyen a mejorar la supervivencia en los choques; por lo tanto, ¡salvar vidas!

¿Sabía que el coche que elija puede mejorar las probabilidades de supervivencia de un accidente en un 400%? En la popular revista Consumer Reports, escribieron, "En última instancia, la seguridad es activa y pasiva, equilibrando la capacidad de evitar un accidente y de sobrevivir uno." Por lo general, la primera cosa que hacemos como consumidores si tenemos en cuenta la seguridad en un coche particular es mirar los resultados de las pruebas de choque. Si bien esto es importante, debemos tener en cuenta en primer lugar el tamaño y el peso, así que se deben comparar los resultados de las pruebas de choque entre autos de la misma categoría de peso ya que las estadísticas muestran que hay dos veces más muertes al año en los autos pequeños frente a los autos grandes. Mantener el tamaño y el peso en el primer plano, al evaluar los resultados de las pruebas de choque, la parte delantera y la"zona de deformación" del extremo trasero del coche deben estar diseñados para absorber las fuerzas de choque por pandeo y flexión en una colisión grave. Si alguna vez ha visto los autos de carreras chocar, por lo general verá las piezas del coche dobladas y rotas rebotando fuera en la barandilla o de otros coches, a veces hasta el punto de que todo lo que queda es la jaula que rodea al conductor. Sorprendentemente, el piloto de carreras a menudo sale de la jaula y se aleja, aparentemente ileso.

La siguiente característica importante a tener en cuenta en un auto, es un auto con un habitáculo estructuralmente superior. Busque una alta calidad de "sistema de retención" compuesto por 3 componentes: cinturones de seguridad, airbags y reposacabezas. Estos trabajan juntos para mantenernos a salvo y en su lugar durante un accidente mientras que el exterior del coche se arruga, absorbiendo la energía del choque.

Entonces, ¿dónde debemos buscar para obtener esta información? Hay varios recursos disponibles:

1. La NHTSA (Administración Nacional de Seguridad de Tráfico) pone a prueba los efectos de front-end a 35 mph, y en 1997 añadió pruebas de impacto lateral a 38 mph. También prueban el potencial de vuelco de vehículos deportivos utilitarios y camiones y de calificación Los resultados para cada categoría es de 1 a 5 estrellas que representan la probabilidad de sufrir una lesión que amenaza la vida en un accidente.

2. Desde 1995, el IIHS (Insurance Institute for Highway Safety) ha utilizado un método más realista revisado por Consumer Reports al estrellarse sólo la mitad del vehículo a velocidades similares a las barreras fijas, ya que la mayoría de los accidentes no son directos.

3. Consumer Reports es una tercera opción. Se integran los datos tanto de la NHTSA y el IIHS y nos da su "Evaluación de seguridad CR," y ejecuta 40 nuevos autos cada año a través de numerosas pruebas individuales.

Otra importante característica para un "accidente evitado" que a menudo se pasa por alto incluyen: Neumáticos - gran impacto en el frenado y el manejo de emergencias para reemplazarlos cuando sea necesario; Frenado para comprobar la distancia necesaria para detener el vehículo en diferentes velocidades- el más corto, mejor; la posición del conductor y una visibilidad a una buena vista de los alrededores, especialmente los "puntos ciegos" es importante.

No Tienes que Confiar en Nuestra Palabra, Lea lo que Nuestros Pacientes Dicen Sobre Sentirse Mejor Más Rápido^{MR} Después de un Accidente…

Estuve en un accidente de coche en julio. Durante dos semanas mi espalda y cuello estuvieron tan rígidos que no podía girar la cabeza. Levantarme y sentarme en el sofá, la silla de la oficina y la cama era difícil y doloroso. El dolor era tan intenso que empezó a afectar a mi familia. No podía jugar con mi hijo y mi humor no era el mejor. Tomaba Motrin todos los días para tratar de aliviar el dolor.

<u>Desde que vengo al Centro de Tratamiento para Accidentes Automovilísticos de Las Vegas, el dolor y la rigidez desaparecieron y no he tomado nada de Motrin.</u> El personal me motivó a empezar a hacer ejercicio de nuevo y ahora soy más feliz y me siento más relajada. He recibido muchos comentarios de mis compañeros diciendo que siempre estoy feliz y sonriente. Aunque todos estos resultados son realmente importantes, el mejor resultado para mí fue <u>poder jugar con mi hijo otra vez y sin dolor... ¡Ahora nado con él casi todos los días en vez de solo mirarlo!</u>

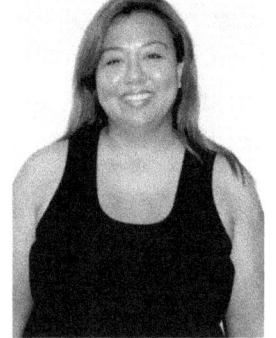

-Teresa Sanchez

Estuve involucrado en un accidente automovilístico, un coche que iba muy rápido me golpeó por detrás en la autopista. Tenía muchísimo dolor, apenas si podía caminar y se me dificultaba mucho dormir. Probé tomar Ibuprofeno, pero realmente no estaba funcionando. Cambié a Tylenol, y me hacía sentir como si estuviese enfermo. De por sí no me gusta tomar medicamentos. Sentí que necesitaba ayuda, así que consulté con un abogado. La oficina del abogado recomendó un consultorio quiropráctico que me pareció sucio, descuidado y no muy agradable. Evidentemente, ni siquiera llené los formularios de registro.

Uno de mis amigos sugirió que fuese al Centro de Tratamiento para Accidentes Automovilísticos de Las Vegas. <u>Apenas entré, supe que estaba en el lugar correcto.</u> Después de mi primera visita, empecé a sentir alivio y seguí mejorando cada vez más. La atención personalizada que recibí del personal hizo que mis visitas fuesen sumamente confortables. Recomendaría su consultorio a cualquiera...

-Rudy Jiménez

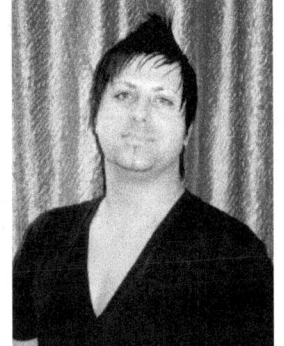

Mi novio y yo estuvimos en un accidente de coche, un conductor ebrio golpeó nuestro coche. Me sentí bien el primer día después del accidente... Pero para el segundo día, no podía caminar ni acostarme sola.

Estaba muy irritable y no podía creer que esto me estuviese pasando, no sabía qué hacer. Se me dificultaba mucho caminar, acostarme, sentarme e incluso conducir sola. También tenía problemas para dormir por el dolor y no encontraba ninguna posición cómoda. Tomaba pastillas para dormir y para el dolor solo para llegar al final del día.

<u>Desde que comencé mi tratamiento, de nuevo soy capaz de caminar, dormir y realizar actividades cotidianas simples por mí misma.</u> Estoy segura que no me sentiría tan bien como siento... Si no fuera por el Centro de Tratamiento para Accidentes Automovilísticos de Las Vegas y su gran personal. Gracias por la atenta y cariñosa ayuda. ¡Ustedes son los mejores!

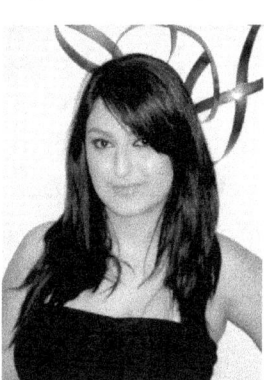

-Savannah Kocharyan

Experimenté dolor y tensión muscular (sensación de hormigueo) desde mi cuello hasta mi espalda baja, a causa de un accidente de tráfico. El dolor me volvía irritable y no me permitía dormir en la noche. El dolor y la tensión eran tal, que ninguna posición me parecía cómoda. Era especialmente incómodo hacer largos trayectos en coche. Intenté con masajes y almohadas térmicas terapéuticas. Nada funcionó.

Debido a mi miedo a los médicos, estuve renuente a buscar tratamiento hasta que el dolor aumentó. Pero una vez que empecé, superé mi miedo gracias a la amabilidad y hospitalidad del personal del Centro de Tratamiento para Accidentes Automovilísticos de Las Vegas. La tensión y el dolor desaparecieron poco a poco y me ayudó a mantener cierto grado de comodidad en mis actividades cotidianas. Además, el Doctor y su personal fueron realmente agradables y serviciales con mi hijo y conmigo. Para mí, el que fuera un ambiente familiar y adaptado a niños, fue un factor enorme en mi decisión de iniciar tratamiento en este centro. ☺

- Beverly Mariveles

Después de empezar el tratamiento, mi dolor comenzó a disminuir y comencé a regresar a mis actividades diarias, ir al gym, etc. Y mis niveles de energía mejoraron. El Doctor me hizo sentir muy cómodo y me explicó todo lo que estaba pasando con mi cuerpo a raíz del accidente y qué esperar en las siguientes semanas. Todo el equipo es excelente y muy profesional, hicieron cada visita muy agradable. Definitivamente le recomendaría a mis familiares y amigos que viniesen aquí si sufrieran un accidente.

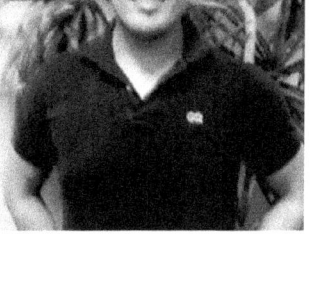

-Marco Solis, Técnico en Cirugía Dental

Después de mi accidente automovilístico, necesitaba ver a un médico lo antes posible. El accidente fue tan malo que no era capaz de mover mi hombro izquierdo libremente por el dolor. No podía girar mi cuello y mi espalda se sentía extraña. Como bailarina profesional de Salsa, me preocupaba yo no pudiese recuperarme a tiempo para mi actuación. Me negué a recurrir a medicamentos para aliviar el dolor, pero era difícil moverse e irse a dormir.

Inmediatamente después de mi 1ra visita al Centro de Tratamiento para Accidentes Automovilísticos de Las Vegas, pude moverme con más libertad. Sentí como si un peso literalmente se hubiese levantado de mis hombros. El Doctor me hizo sentir que estaba en buenas manos. En sólo dos semanas mejoré un 50% y fui capaz de volver a los ensayos. No podría estar más satisfecha con los servicios y la atención que me brindaron.

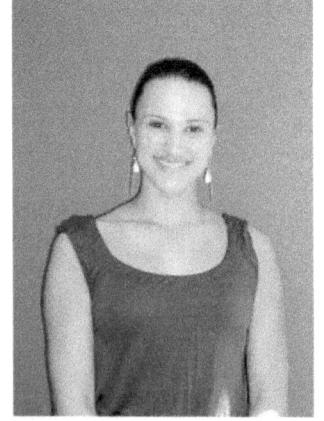

-Sofiya Kogan, Bailarina Profesional de Salsa

REFERENCIAS:

The 2008 Decade Task Force (Spine, 2-15-08).

Crowe H. Injuries to the cervical spine. Western Orthop Assoc., San Francisco, CA, 1928.

Spitzer WO, Skovron ML, Salmi LR, et al. Scientific monograph of the Quebec Task Force on Whiplash-Associated Disorders: redefining whiplash and its management. Spine 1995;20:2S-73S.

Freeman MD. A review and methodologic critique of the literature refuting whiplash syndrome. Spine 1999;24:86-98.

Bogduk N. The anatomy and pathophysiology of whiplash. Clin Biomech 1986;1:92-101.

Kaneoka K, Ono K, Inami S, Hayashi K. Motion analysis of cervical vertebrae during whiplash loading. Spine 1999;24:763-770.

Panjabi MM, Cholewicki J, Nibu K, et al. Simulation of whiplash trauma using whole cervical spine specimens. Spine 1998;23:17-24.

McKinney LA, Dornan JO, Ryan M. The role of physiotherapy in the management of acute neck sprains following road-traffic accidents. Arch Emerg Med 1989;6:27-33.

Mealy K, Brennan H, Fenelon GC. Early mobilization of acute whiplash injuries. BMJ 1986;292:656-657.

Rosenfeld M, Gunnarsson R, Borenstein P. Early intervention in whiplash-associated disorders. A comparison of two treatment protocols. Spine 2000;25:1782-1787.
http://www.letamericaknow.com/view_feature_ms.php?orderid=110&issue=1005

Public Health Impact:
http://www.srisd.com/consumer_site/epidemiology.htm

C-Spine CMT for HNP: http://srisd.com/research.htm

Sitting biomechanics Part I & II: http://srisd.com/research.htm

Harrison DD, Harrison SO, Croft AC, Harrison DE, Troyanovich SJ: Sitting biomechanics, part I: review of the literature. JMPT 22(9):594-609, 1999.
Harrison DD, Harrison SO, Croft AC, Harrison DE, Troyanovich SJ: Sitting biomechanics, part II: optimal car driver's seat and optimal driver's spinal model. JMPT 23(1):37-47, 2000.

http://www.neuroskills.com/tbi/injury.shtml

http://www.emedicinehealth.com/whiplash/article_em.htm

http://www.medicinenet.com/whiplash/article.htm

http://wiki.answers.com/Q/What_is_the_Best_safety_feature_for_preventing_whiplash_in_a_car

http://www.mgasouthcarolinatesting.com/blog/?p=858

http://www.webmd.com/pain-management/news/20080122/whiplash-what-predicts-recovery

http://www.webmd.com/back-pain/news/20020520/hands-on-approach-best-for-neck-pain

http://brain.oxfordjournals.org/content/132/10/2850.abstract

http://www.aetna.com/cpb/medical/data/400_499/0453.html

Brain (2009) 132 (10): 2850-2870. doi: 10.1093/brain/awp181
First published online: July 16, 2009

http://kingstonchiro.net/custom_content/c_98785_whiplash_facts.html

http://www.spineuniverse.com/conditions/whiplash/facts-tips-about-whiplash

http://www.truckinfo.net/trucking/whiplash-statiscs.htm
    Dan Baldyga - Author
    dbpaw@comcast.net

    AUTO ACCIDENT PERSONAL INJURY INSURANCE CLAIM
    (How To Evaluate And Settle Your Loss)
    http://www.autoaccidentclaims.com

Harling L, Brison RJ, Ardern C, Pickett W. Prognostic Value of the Quebec Classification of Whiplash-Associated Disorders. Spine 2001;26:36-41;

NISSAN, M.; OVADIA, D.; DEKEL, S.; Whiplash Associated Disorders - Subjective Complaints vs Clinical and Objective Findings. A Retrospective Study of 866 Patients JOURNAL OF BACK AND MUSCULOSKELETAL REHABILITATION. 2002;16(1)39-43; Norris, S.H., Watt, I: The Prognosis of Neck Injuries Resulting from Rear-End Vehicle Collisions. J. Bone & Joint Surgery. 1983;65B:608-611;

Hendriks EF, Scholten-Peeters GG, van der Vindt DA, Neeleman-van der Steen CW, et al. Prognostic factors for poor recovery in acute whiplash patients. Pain. 2005 Apr;114(3):408-16.

http://www.chiro.org/LINKS/FULL/Whiplash_A_Medical_Doctor_s_Review_of_the_Literature.html

http://www.webmd.com/a-to-z-guides/ringing-in-the-ears-tinnitus-topic-overview

http://www.docroberts.com/bg-274-tinnitus-and-chiropractic.aspx

http://www.ncbi.nlm.nih.gov/pubmed?term=tinnitus%20and%20chiropractic

http://www.injurytreatment.com.au/search-injury-information/neck

http://www.braininjury.com/injured.shtml
http://www.osteopathyspecialist.com.au/treatments/whiplash/

Emary PC.; J Chiropr Med. 2010 Mar;9(1):22-7.; PMID: 21629395; [PubMed] ; Free PMC Article

Vertigo, tinnitus, and hearing loss in the geriatric patient. Kessinger RC, Boneva DV. J Manipulative Physiol Ther. 2000 Jun;23(5):352-62. PMID: 10863256 [PubMed - indexed for MEDLINE]

Chiropractic treatment of temporomandibular disorders using the activator adjusting instrument and protocol. DeVocht JW, Schaeffer W, Lawrence DJ. Altern Ther Health Med. 2005 Nov-Dec;11(6):70-3. PMID: 16320863 [PubMed - indexed for MEDLINE] Related citations

Self-reported nonmusculoskeletal responses to chiropractic intervention: a multination survey. Leboeuf-Yde C, Pedersen EN, Bryner P, Cosman D, Hayek R, Meeker WC, Shaik J, Terrazas O, Tucker J, Walsh M. J Manipulative Physiol Ther. 2005 Jun;28(5):294-302; discussion 365-6. PMID: 15965403 [PubMed - indexed for MEDLINE] Related citations

Chiropractic care of a patient with temporomandibular disorder and atlas subluxation. Alcantara J, Plaugher G, Klemp DD, Salem C. J Manipulative Physiol Ther. 2002 Jan;25(1):63-70. PMID: 11898020 [PubMed - indexed for MEDLINE] Related citations

Case study: acceleration/deceleration injury with angular kyphosis. Kessinger RC, Boneva DV. J Manipulative Physiol Ther. 2000 May;23(4):279-87. PMID: 10820301 [PubMed - indexed for MEDLINE] Related citations
Manipulative Physiol Ther. 2000 May;23(4):279-87.

Colachis SC Jr, Strohm BR. Cervical traction: Relationship of traction time to varied tractive force with constant angle of pull. Archiv Phys Med Rehabil. 1965;46(12):815-819.

Deets D, Hands KL, Hopp SS. Cervical traction: A comparison of sitting and supine positions. Phys Therapy. 1977;57(3):255-261.

Ellenberg MR, Honet JC, Treanor WJ. Cervical radiculopathy. Archiv Phys Med Rehabil. 1994;75:342-352.

Frankel VH, Shore NA, Hoppenfeld S. Stress distribution in cervical traction: Prevention of temporomandibular joint pain syndrome: A case report. Clinic Orthoped. 1964;32:114-115.

Franks A. Temporomandibular joint dysfunction associated with cervical traction. Ann Phys Med. 1967;8:38-40.

Geiringer SR, Kincaid CB, Rechtien JR. Traction, manipulation, and massage. In: Rehabilitation Medicine: Principles and Practice. 2nd ed. JA DeLisa, ed. Philadelphia, PA: J.B. Lippincott Co.; 1993:440-444.

Glacier Cross, Inc. Patient Satisfaction Survey. Kalispell, MT: Glacier Cross; 1997.

Glacier Cross, Inc. What Healthcare Professionals Say About Pronex. Kalispell, MT: Glacier Cross; October 1995.

Harris PR. Cervical traction: Review of literature and treatment guidelines. Phys Ther. 1997;57(8):910-914.

Lawson A. Pronex Cervical Traction Device: Application and Effectiveness. Kalispell, MT: Glacier Cross; October 1995.

Olson VL. Case report: Chronic whiplash associated disorder treated with home cervical traction. J Back Musculoskel Rehab. 1997;9:181-190.

Saunders HD. Introduction: Efficacy of traction for back and neck pain. Phys Ther Perspect. 1997;117(5):53-54.

Sauders Group, Inc. Saunders Cervical Hometrac®: A Guide for Clinicians and Third Party Payers. Chaska, MN: The Saunders Group, Inc.; July 1998.

Shore N, Frankel V, Hoppenfeld S. Cervical traction and temporomandibular joint dysfunction. J Am Dent Assoc. 1964;68(1):4-6.

Van Der Heijden GJ, Beurskens AJ, Koes BW, et al. The efficacy of traction for back and neck pain: A systematic, blinded review of randomized clinical trial methods. Phys Ther. 1995;75(2):93-104.

Aker PD, Gross AR, Goldsmith CH, et al. Conservative management of mechanical neck pain: Systematic overview and meta-analysis. Br Med J. 1996;313:1291-1296.

Venditti PP, Rosner AL, Kettner N, et al. Cervical traction device study: A basic evaluation of home-use supine cervical traction devices. JNMS: J Neuromusc System. 1995;3(2):82-91.

Moeti P, Marchetti G. Clinical outcome from mechanical intermittent cervical traction for the treatment of cervical radiculopathy: A case series. J Orthop Sports Phys Ther. 2001;31(4):207-213.

Gross AR, Aker PD, Goldsmith CH, et al. Physical medicine modalities for mechanical neck disorders. Cochrane Database Syst Rev. 1998;(1):CD000961.

Boskovic K. Physical therapy of subjective symptoms of the cervical syndrome. Med Pregl. 1999;52(11-12):495-500.

Swezey RL, Swezey AM, Warner K. Efficacy of home cervical traction therapy. Am J Phys Med Rehabil. 1999;78(1):30-32.

McCarthy L. Safe handling of patients on cervical traction. Nurs Times. 1998;94(14):57-59.

Nakamura K, Kurokawa T, Hoshino Y, et al. Conservative treatment for cervical spondylotic myelopathy: Achievement and sustainability of a level of 'no disability'. J Spinal Disord. 1998;11(2):175-179.

Shterenshis MV. The history of modern spinal traction with particular reference to neural disorders. Spinal Cord. 1997;35(3):139-146.

Wong AM, Lee MY, Chang WH, et al. Clinical trial of a cervical traction modality with electromyographic biofeedback. Am J Phys Med Rehabil. 1997;76(1):19-25.

Saal JS, Saal JA, Yurth EF. Nonoperative management of herniated cervical intervertebral disc with radiculopathy. Spine. 1996;21(16):1877-1883.

Hoving JL, Gross AR, Gasner D, et al. A critical appraisal of review articles on the effectiveness of conservative treatment for neck pain. Spine. 2001;26(2):196-205.

Carlsson J, Jonsson T, Norlander S, et al. Evidence-based physiotherapy in patients with neck pain. SBU Report No. 101. Stockholm, Sweden: Swedish Council on Technology Assessment in Health Care (SBU); 1999.

Nachemson A, Carlsson C-A, Englund L, et al. Back and neck pain: An evidence-based review. Summary and Conclusions. SBU Report No. 145. Stockholm, Sweden: Swedish Council on Technology Assessment in Health Care (SBU); 2000.

Kjellman GV, Skargren EI, Oberg BE. A critical analysis of randomised clinical trials on neck pain and treatment efficacy: A review of the literature. Scand J Rehab Med. 1999;31(3):139-152.

Philadelphia Panel. Philadelphia Panel evidence-based clinical practice guidelines on selected rehabilitation interventions for neck pain. Physical Therapy. 2001;81(10):1701-1717.

Washington State Department of Labor and Industries, Office of the Medical Director. Pronex and Hometrac cervical traction. Technology Assessment. Olympia, WA: Washington State Department of Labor and Industries; August 5, 2002. Available at: http://www.lni.wa.gov/omd/TechAssessDocs.htm. Accessed August 7, 2003.

Verhagen AP, Scholten-Peeters GGM, van Wijngaarden S, et al. Conservative treatments for whiplash. Cochrane Database Syst Rev. 2007;(2):CD003338.

Bronfort G, Nilsson N, Haas M, et al. Non-invasive physical treatments for chronic/recurrent headache. Cochrane Database Syst Rev. 2004;(3):CD001878.

Graham N, Gross AR, Goldsmith C; the Cervical Overview Group. Mechanical traction for mechanical neck disorders: A systematic review. J Rehabil Med. 2006;38(3):145-152.

Vaughn HT, Having KM, Rogers JL. Radiographic analysis of intervertebral separation with a 0 degrees and 30 degrees rope angle using the Saunders cervical traction device. Spine. 2006;31(2):E39-E43.

Binder A. Neck pain. In: BMJ Clinical Evidence. London, UK: BMJ Publishing Group; May 2007.

Borenstein DG. Chronic neck pain: How to approach treatment. Curr Pain Headache Rep. 2007;11(6):436-439.

American College of Occupational and Environmental Medicine (ACOEM). Neck and upper back complaints. Elk Grove Village, IL: ACOEM; 2004.

Cleland JA, Whitman JM, Fritz JM, Palmer JA. Manual physical therapy, cervical traction, and strengthening exercises in patients with cervical radiculopathy: A case series. J Orthop Sports Phys Ther. 2005;35(12):802-811.

Graham N, Gross A, Goldsmith CH, et al. Mechanical traction for neck pain with or without radiculopathy. Cochrane Database Syst Rev. 2008;(3):CD006408.

Raney NH, Petersen EJ, Smith TA, et al. Development of a clinical prediction rule to identify patients with neck pain likely to benefit from cervical traction and exercise. Eur Spine J. 2009;18(3):382-391.

Haines T, Gross A, Burnie SJ, et al. Patient education for neck pain with or without radiculopathy. Cochrane Database Syst Rev. 2009;(1):CD005106.

Jellad A, Ben Salah Z, et al. The value of intermittent cervical traction in recent cervical radiculopathy. Ann Phys Rehabil Med. 2009;52(9):638-652.

Young IA, Michener LA, Cleland JA, et al. Manual therapy, exercise, and traction for patients with cervical radiculopathy: A randomized clinical trial. Phys Ther. 2009;89(7):632-642.

Van Zundert J, Huntoon M, Patijn J, et al. 4. Cervical radicular pain. Pain Pract. 2010;10(1):1-17.

http://www.google.com/custom?q=Whiplash+exercises&sa=Google&client=pub-7936790299585611&forid=1&channel=4703386245&ie=ISO-8859-1&oe=ISO-8859-1&safe=active&cof=GALT%3A%23008000%3BGL%3A1%3BDIV%3A%23336699%3BVLC%3A663399%3BAH%3Acenter%3BBGC%3AFFFFFF%3BLBGC%3AFFFFFF%3BALC%3A0000FF%3BLC%3A0000FF%3BT%3A000000%3BGFNT%3A0000FF%3BGIMP%3A0000FF%3BFORID%3A1&hl=en

www.ingramcontent.com/pod-product-compliance
Lightning Source LLC
Chambersburg PA
CBHW070229190526
45169CB00001B/128